肠癌无忧

主编 章学林

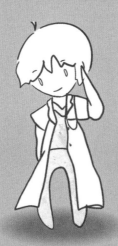

上海科学技术出版社

图书在版编目（CIP）数据

肠癌无忧 / 章学林主编. -- 上海：上海科学技术
出版社，2022.8
ISBN 978-7-5478-5713-7

Ⅰ．①肠… Ⅱ．①章… Ⅲ．①肠肿瘤－防治 Ⅳ.
①R735.3

中国版本图书馆CIP数据核字（2022）第104030号

本书出版获以下项目资助：

① 上海市徐汇区科学技术委员会，科普创新项目，xhkp2021023，"肠癌无忧——中医中药伴您防癌抗癌"

② 上海中医药大学附属龙华医院，科普项目，"大肠癌科普平台建设"

③ 上海中医药大学附属龙华医院，科普项目，"画说肠癌"

肠癌无忧
　主　编　章学林

上海世纪出版（集团）有限公司 出版、发行
上 海 科 学 技 术 出 版 社
（上海市闵行区号景路159弄A座9F-10F）
邮政编码201101　　www.sstp.cn
上海盛通时代印刷有限公司印刷
开本787×1092　1/16　印张 11
字数 170千字
2022年8月第1版　2022年8月第1次印刷
ISBN 978-7-5478-5713-7/R·2503
定价：45.00元

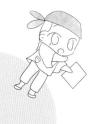

内容提要

本书围绕肠癌防治的 **13** 个方面 **28** 类热点话题，从患者视角，以 **28** 个情景式案例叙述的方式切入，引出肠癌防治路上的一个个困惑及种种似是而非的说法，并以 **246** 个问答穿针引线，有针对性地解答案例中提及的关于肠癌发病、饮食、预防、保养、中医药治疗等各种疑问。本书的特色在于，放弃一贯"定义－病因－诊断－治疗"教科书式生硬晦涩的知识性说教，将各类专业术语转换成大家所熟知的谐音梗、俗语、歇后语、类比或比喻等近 **800** 条来解释。本书简明直白又不乏风趣幽默的语言，让读者在苦涩中收获一份温情，也更能引起共鸣，有助于读者更好地认识肠癌，无惧肠癌，缓解内心的不安与恐惧。

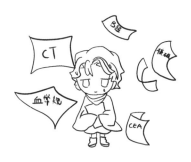

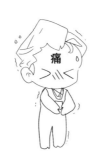

编委会名单

主编
章学林

副主编
李文娟　孙　逊

编委
（按姓氏笔画排序）

先思静　刘薜萍　许阳贤　何　剑
张　莹　林天碧　赵泉景　郝　齐
侯佳伟　梁晓强　蒋海涛　蒋增华

编写秘书
侯佳伟（兼）

绘图
刘薜萍

肠癌无忧——
医患共同揭秘肠癌

　　作为一名胃肠外科医生，在医疗工作中常对癌症这一疾病有无能为力之痛。近年来，肠癌发病率不断上升，虽然治疗方法有所增加，新的治疗药物时有出现，但整体疗效提升有限；似乎不管怎么样努力，还是经常要面对生死离别、呼天抢地、绝望迷茫、粪水横流等不忍直视的残酷现实。静下心来思考：问题到底出在哪里？怎样才能降低肠癌的危害？……专业人员困惑，患者不解。肠癌带有些神秘色彩，肠癌之忧，亟待有解！

　　解答患者的疑惑也是医生日常工作的一部分。经常与患者的交流让我们体会到，绝大多数患者的肠癌防治知识匮乏，甚至存在很多错误的认知。两年前，我们将患者平日的提问及我们的答疑收集整理，编成小册子，发给肠癌患者及家属，得到了阅读者的积极回应，一定程度上缓解了患者的肠癌之忧。我们体会到，让老百姓掌握一些肠癌防治方面的基本知识，有利于缓解他们对肠癌的忧虑；通过正确的引导，能降低肠癌危害。肠癌基础知识的普及，应该成为肠癌治疗体系中的重要一环。

　　恰逢"健康中国"、健康上海科普项目启动，受上海市徐汇区科委及上海中医药大学附属龙华医院资助，我们获编撰肠癌防治方面科普读物机会。于是，以此为契机，我们邀请从国家级非物质文化遗产代表性项目、上海市海派中医流派——顾氏外科团队中成长起来的胃肠外科同道一起，对多年中西医协同防治肠癌的经验、体会、感悟等进行梳理，用现代医学和中医药基础知识消除人民群众在肠癌发生、发展、诊断、治疗、预防等方面的种种疑惑，揭开肠癌的神秘面纱。

　　本书文字力求科学、严谨、通俗、风趣、诙谐。希望本书的出版，能为推动肠癌防治的重心从治疗阶段前移到预防、早筛阶段助力，能让"治未病"成为老百姓的生活方式，切实降低肠癌危害。不过，肠癌领域仍有大量未解之谜，加之受编撰者本身学识、能力制约，问题的收集难免挂一漏万，问题的解答可能难以全面，若有不足，也请读者谅解。让读者从本书中获益，是所有编写者的初心和使命。

编　者

2022年4月

目录

 惊天之问

我为什么会生肠癌 　　2

1	肠癌是怎样找上门的？	2
2	肠癌会遗传吗？	3
3	遗传性大肠癌患者的亲属都易患肠癌吗？	3
4	生活在一起的人先后或同时患肠癌，莫非肠癌会传染？	4
5	肠肿瘤就是肠癌吗？	5
6	肠子上新长的东西都是癌吗？	5
7	肠炎会变成肠癌吗？	6
8	生肠癌与年龄、性别有关吗？	6
9	生肠癌是因为免疫力低吗？	6
10	缺乏体育锻炼的人易生肠癌吗？	7
11	熬夜多的人易生肠癌吗？	7
12	爱生闷气的人易生肠癌吗？	7
13	X线片拍多了易生肠癌吗？	8

酒肉穿肠过

酒肉与肠癌脱不了干系 　　9

14	肠癌真是吃出来的吗？	10
15	红肉是致癌物吗？	10
16	哪些食肉法容易诱发肠癌？	10
17	哪些食物可能会诱发肠癌？	11
18	为什么说精加工食物与肠癌有关系？	11
19	吃隔夜菜会生肠癌吗？	12
20	喝酒伤肝，难道也会伤肠、引发肠癌？	12
21	抽烟与肠癌有关吗？	13

发病篇

part 1

我为什么生肠癌

医生我该怎么办？

诊断篇

part 2

明察秋毫

我的健康我做主 16

22 大便带血是否提示生了肠癌？ 16

23 正常大便应该是什么样子的？ 17

24 通过观察大便，自己能判断体内是否有出血吗？ 17

25 有痔疮的人，仅凭大便带血情况能区分
是痔疮还是肠癌吗？ 18

26 只要大便正常，就能排除生肠癌的可能吗？ 18

27 大便次数多是肠癌的信号吗？ 18

28 大便很细是肠癌的信号吗？ 19

29 便秘和肠癌有关联吗？ 19

30 放屁多是肠癌的信号吗？ 19

31 经常腹痛是肠癌的征兆吗？ 20

32 肚子上摸到一个包块，会是肠癌吗？ 20

33 人越来越瘦可能是生了肠癌吗？ 20

热泪盈眶

肠癌早发现，捡了一条命 21

34 化验大便就能查出肠癌吗？ 21

35 生了肠癌怎样才能尽早发现？ 22

36 哪些检查能确诊肠癌？ 23

37 想做肠镜但又怕痛，该怎么办？ 23

38 抽血检查能查出肠癌吗？ 23

39 做CT检查能发现早期肠癌吗？ 24

40 做MRI检查能发现早期肠癌吗？ 24

虚惊一场

原来这些不是肠癌 25

41 什么是癌前病变？ 25

42 肠癌癌前病变有哪些？ 26

43 癌前病变是怎样变成肠癌的？ 26

44 有办法阻止癌前病变变成肠癌吗？ 26

45 什么是高级别上皮内瘤变?   27
46 什么是肠息肉?   27
47 长了肠息肉该怎么办?   27
48 肠息肉切除后还会复发吗?   28
49 长了肠息肉多长时间做一次肠镜较合适?   28

终生遗憾

以为是小病，结果酿大祸　32

50 阑尾炎怎么就变成肠癌了呢?   32
51 什么是炎性肠病?   33
52 什么是结肠占位?   34
53 肠炎、肠占位、肠癌到底有什么关系? 怎样区分?   34
54 易与肠癌混淆的疾病有哪些?   34

九死一生

肠癌发现迟，十八般武艺齐上阵　38

55 生了肠癌看什么科比较好?   38
56 生了肠癌都要手术吗?   39
57 为什么有些肠癌要先照光再手术，
    不能早点手术吗?   40
58 照光能治好肠癌吗?   40
59 既然化疗有效，为什么不多做几次，
    或一直化疗下去呢?   41
60 照光、化疗后还要开刀，不是过度治疗吗?   41
61 照光、化疗后再开刀，人吃得消吗?   42
62 手术后为什么还要再做化疗、靶向治疗?   42
63 是不是所有方法都用上疗效会更好些?   43
64 发现肠癌时就有肝转移，还有必要开刀吗?   43
65 肠和肝都做手术切除了肿瘤，医生说
    "开干净了"，是不是就不会复发了?   43

追悔莫及

轻信传言，坐失良机 45

66 单纯用肠镜切除，能治好肠癌吗？ 45

67 已经用肠镜将肠癌切除了，为什么有人还要
再次手术切肠子？ 46

68 开刀会使肠癌扩散吗？ 46

69 听说年龄越大肿瘤生长越慢，那么高龄肠
癌患者是不是可以不开刀？ 47

70 得了肠癌可以先保守治疗，过段时间再手术吗？ 47

71 听说打洞没有开大刀来得"干净"，是真的吗？ 48

72 晚期肠癌已经切不干净了，为什么还有人要开刀？ 48

73 生了肠癌，医生建议先做放疗，是不是说明已经
是肠癌晚期了？ 49

亡羊补牢

虽难治愈，但仍能治 50

74 为什么手术、化疗都做了，肿瘤还是出现了转移？ 50

75 大肠癌会转移到哪些地方？ 51

76 开刀医生说"淋巴结阳性"，是代表有转移吗？ 51

77 怎么样才知道其他地方有没有癌转移呢？ 52

78 肠癌转移能防得住吗？ 53

79 已经肠癌肝转移了，做手术还能治好吗？ 53

80 肠癌肝转移，除了手术切除，还有其他办法吗？ 54

81 肠癌转移到肝脏上的肿瘤切除后，还要做化疗吗？ 54

82 肠癌肺转移，该怎样治？还能治好吗？ 54

83 如果不做治疗，任肿瘤长下去，有生命危险吗？ 55

穷寇勿追

过度治疗弊多利少 56

84 肠癌发生肝、肺、腹和盆腔转移了，怎么就
不能手术了？ 56

85 不能做手术了，是不是就只能坐以待毙？ 57

86 晚期肠癌怎样治疗才合适？ 58

87 肠癌没做手术切除，肠子堵住了，该怎么办？ 58

88 生了肠癌，可以带瘤生存吗？ 58

89 看过不少医生，治疗方案都不一样，该听谁的？ 59

90 化疗时间长了，身体吃不消了，还要坚持化疗吗？ 59

一箭中的

瞄准靶心，精准施治 61

91 "靶向药"也是化疗药吗？ 61

92 用靶向药一定要做基因检测吗？为什么？ 62

93 基因检测怎样做？有意义吗？ 62

94 为什么我生的是肠癌，他生的是肺癌，我们用的是同一种靶向药？ 63

95 靶向治疗、免疫治疗和化疗有什么区别？ 63

96 靶向药贵吗？能报销吗？ 64

97 靶向治疗、免疫治疗有副作用吗？ 65

98 进口药、国产药、仿制药、原研药都有什么区别？如何选择？ 65

99 听说XX医院有最新靶向药物的临床试验，值得去参加吗？ 66

100 某种新靶向药仅国外有，有必要出国治疗吗？ 66

101 什么是免疫治疗？市面上火爆的"PD1"，对肠癌患者有用吗？ 67

流水不腐

生命在于运动 70

102 手术后第一天就下床活动，刀口会裂开吗？ 70

103 手术后身上插着几根引流管，能下床活动吗？ 71

104 手术后体力还没恢复，多躺着休息不行吗？ 71

105 术后"早活动"会导致癌症扩散吗？ 71

106 手术后早期活动有什么好处？ 72

107 手术后该怎样活动最利于康复？ 72

108 手术后刀口不动不痛，活动了会痛得厉害吗？ 73

109 肠癌手术后还能像术前一样运动吗？ 73

护理篇

part 5

110 适合肠癌术后的运动有哪些？ 73

无需再忍

让癌症患者无痛不是说说而已 74

111 刚手术后刀口、腹部都不怎么痛，是麻药"没醒"吗？ 74

112 等麻醉药效过后刀口会疼痛难忍吗？ 75

113 每个人疼痛感觉不一样，如何表述疼痛的程度？ 75

114 总是后背痛、腹痛，是用止痛药还是忍痛？ 75

115 一直使用止痛药，效果会越来越差吗？ 76

116 使用止痛药是不是会上瘾？ 76

117 塞肛门、口服、注射、外敷，都说能止痛，哪个效果最好？ 76

118 为什么不痛的时候也要按时使用止痛药，不可以停用吗？ 76

119 肠癌晚期的疼痛有药物能止得住吗？ 77

120 患者在家里，怎样能配到有效止痛药？ 77

121 有些止痛药，为什么要开"红方子"？ 78

悬肠挂肚

保命或保肛，错不得 79

122 同样是大肠癌，为什么有的人要切除肛门？ 79

123 人工肛门是永久性的吗？肠子还能放回去吗？ 80

124 人工肛门可以像正常肛门一样排泄吗？ 80

125 密封的人工肛门造口袋会有异味散出吗？ 80

126 携带"挂粪袋"还能去工作吗？ 81

127 携带"挂粪袋"还能去游泳吗？ 81

128 日常护理中肠造口出现了异常怎么办？ 81

粉墨登肠（场）

肠造口渗漏既可防也可控   83

129 更换肠造口袋的方法容易学会吗？   83

130 造口袋有哪些规格？该如何选择？   84

131 造口底盘孔的尺寸如何把握？为了贴上去方便些，
底盘孔剪大点会更好吗？   84

132 人工肛门总是渗漏，能防得住吗？   84

133 防渗漏的粉、膏、圈有用吗？哪里能获得？   85

134 发生粪水性皮炎了，是没擦干净吗？   85

135 肠造口红红的是感染发炎了吗？需要用酒精棉球
等消毒吗？   86

136 排便总是不成形，都是稀水样的粪便，是吃坏
肚子了吗？   86

137 为了保持排便通畅，应该多吃点粗纤维食物吗？   86

138 担心有异味大家嫌弃我，有什么好办法吗？   87

139 肠造口护理不当的话会有什么后果？   87

手足无错（措）

都是化疗惹的祸，不是你的错   88

140 化疗后双手出现红肿、水疱、发烂，怎么办？   88

141 化疗后皮肤变黑是为什么？停药后会恢复吗？   89

142 化疗后出现手足麻木，有触电感，是正常反应吗？   89

143 化疗后出现白细胞降低、头晕乏力是什么原因？   89

144 化疗期间吃什么东西能升白细胞、升血小板？   90

145 化疗后口腔溃疡，吃东西痛，该怎么办？   90

146 化疗后胃口差、恶心呕吐，该怎么办？   90

147 化疗出现副作用了，是不是就不能再化疗了？   91

148 什么情况下不能再继续化疗？   91

149 身体很虚了，化疗期间可以不抽血化验吗？   91

150 化疗疗程没做完会影响疗效吗？   92

随访篇 part 6

功亏一篑

大意失荆州 94

151 为什么术后不到1年时间肠癌又长出来了？ 94
152 手术后多久需要复查肠镜？ 95
153 肠癌手术后复发了，还能再开刀吗？ 95
154 每次复查肿瘤指标都略高于正常，全面检查又
没发现问题，为什么？ 96
155 早期肠癌一定不会有转移吗？ 96

长治久安

应对肠癌，久久为功 98

156 肠癌患者为什么要随访？ 98
157 早期肠癌也要随访吗？ 99
158 多久随访一次？ 99
159 随访要做些什么检查？ 100
160 每次随访的内容都一样吗？ 101
161 随访一定要到开刀医院，或者找主刀医生吗？ 101
162 有人说得了肠癌还会得胃癌，复查时有必要
胃肠镜一起做吗？ 102
163 担心肠癌转移，随访频繁一些可以吗？ 102
164 每次验血复查都有很多异常指标，怎么办？ 103
165 手术过了5年了，还要随访吗？ 104

早筛篇 part 7

天罗地网

撒天网，发现早癌 106

166 筛查能发现肠癌吗？ 106
167 筛查也能预防肠癌吗？ 107
168 筛查发现的肠癌和看病时发现的肠癌不一样吗？ 107
169 肠癌筛查怎么做，程序复杂吗？ 107
170 每个人都需要做肠癌筛查吗？ 108
171 哪些人属于肠癌高危人群？ 108
172 筛查多长时间做一次合适？ 109

173 筛查都要做肠镜吗？不能做肠镜的人如何筛查？ **110**

174 筛查结果显示没生肠癌，但是属于高风险人群，
该怎么办？ **110**

防患于未然

不治已病治未病 **112**

175 有能够预防肠癌的药物吗？哪些人需要吃药
预防肠癌？ **112**

176 阿司匹林可以预防肠癌，为什么不推广？ **113**

177 降血糖的二甲双胍可以预防肠癌，为什么不推广？ **113**

178 治疗腹泻的黄连素可以预防肠癌，是真的吗？ **113**

179 维生素D、钙剂，可以预防肠癌吗？ **114**

慧眼识珠

防人之心不可无 **115**

180 治肠癌有"灵丹妙药""神药""民间偏方"吗？ **115**

181 听说美国有治肠癌的特效药，是真的吗？ **116**

182 肠癌患者去美国治疗，疗效就比国内好吗？ **116**

183 如何鉴别药品、保健品、功能食品？ **116**

184 如何鉴别真假保健品？ **117**

185 肠癌患者能吃保健品吗？ **117**

186 有一些预防肠癌的保健品，可以吃吗？ **118**

187 宫颈癌可以打疫苗，那么有预防肠癌的疫苗吗？ **118**

三生有幸

祖先的馈赠却之不恭 **120**

188 中草药对肠癌有哪些作用？ **120**

189 灵芝、人参、铁皮枫斗、冬虫夏草等热门中药，
对肠癌有效吗？ **121**

190 肠癌患者想吃中药，该去哪里开方子？到医院
看什么科？ **121**

191 别人吃过的有效方子，我能拿来抓药吃吗？ **122**

预
防
篇
part 8

中
医
药
篇
part 9

192 吃中药可以替代手术或化疗吗? 122

193 肠癌手术后何时开始吃中药较合适? 122

194 术后吃中药有什么好处? 123

195 放化疗期间可以服用中药吗? 有什么作用? 123

196 中草药大多是天然的, 有副作用吗? 123

197 患了肠癌可以吃膏方吗? 124

中国"咖啡"

有些"土"气,但能登庙堂 125

198 颗粒剂、丸剂使用方便,和煎汤的中药效果
一样吗? 125

199 中草药是自己煎还是代煎较好? 126

200 中药方子上写的先煎、后下是怎么回事? 126

201 中草药浸泡会降低药效吗? 127

202 煎好的中药需要放在冰箱保存吗? 127

203 煎好的真空包装的中药有保质期吗? 127

204 中药是空腹吃还是饭后吃较好? 127

205 吃中药时萝卜、绿豆能不能吃? 还有啥忌口的? 128

206 平时爱喝茶、咖啡,会影响中药效果吗? 128

207 中草药要吃多长时间? 同一张处方可以一直
吃着吗? 129

药食同源

同宗同源润物无声 132

208 某些中药与超市里的食物同名,它们是同一个
东西吗? 132

209 干姜、陈皮、菊花等家里就有,熬药时多放些
进去可以吗? 133

210 都说肠癌是吃出来的,是不是多吃这些又是药
又是菜的食物就能把肠癌"吃掉"? 133

211 可用于肠癌的药食同源物有哪些? 133

212 具有药用价值的食物,吃多了也会有副作用吗? 134

213 具有药用价值的食物,所有肠癌患者都能用吗? 134

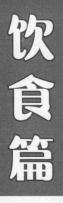

饮食篇

part 10

鸡（机）不可食（失）

营养无好坏，均衡是关键　135

214　听说肠癌手术后不能吃鸡，是真的吗？　135
215　手术后哪些东西不能吃？　136
216　手术后要不要忌口？　136
217　什么是发物？　136
218　哪些食物属于发物？　137
219　吃哪些东西能让手术患者早日恢复元气？　137
220　吃什么东西能防止肠癌复发、转移？　138
221　胃口不好什么也不想吃，怎样能开胃口？　138

杞人忧天

庸人自扰，自作自受　140

222　心情好坏会影响肠癌治疗吗？　140
223　肠癌患者容易产生哪些心理变化？　141
224　听说现在肠癌的治疗效果好，可以不把肠癌当回事吗？　141
225　亲友得了肠癌后好像变了一个人，家属该如何对待？　142
226　生了肠癌，对患者是隐瞒还是如实相告较好？　142
227　亲友患了肠癌，该何时探视为好？　142
228　探望肠癌亲友，该说些什么？有什么禁忌吗？　143
229　与肠癌患者共事，要注意些什么吗？　143

这个可以有

顺其自然，不要想当然　146

230　肠癌患者化疗期间能上班吗？　146
231　肠癌患者能过夫妻生活吗？　147
232　肠癌患者还能生儿育女吗？　147
233　生了肠癌，身体还可以，还能上班吗？　148
234　肠癌患者还能做体力工作吗？　148

心理篇

part 11

生活篇

part 12

235 肠癌患者和普通人在日常生活中有哪些差别？ **148**

236 肠癌患者能出去旅游吗？ **149**

237 肠癌患者出去旅游要注意什么？ **149**

长（肠）寿之道

后天之本生命之源 152

238 患肠癌了，还有机会长寿吗？ **152**

239 肠癌开刀切了好长一段肠子，会影响寿命吗？ **153**

240 肠癌开完刀消化不好是正常现象吗？ **153**

241 肠道健康很重要，怎样才算肠道健康？ **153**

242 大肠能做保养吗？如何保养？ **154**

243 哪些生活方式容易损伤大肠？ **154**

244 定期清肠有利于肠道健康吗？ **155**

245 辟谷对肠道健康有利吗？ **155**

246 粪便有毒吗？排得越干净越有益健康吗？ **156**

保养篇

part 13

part 1

发病篇

惊天之问：
我为什么会生肠癌

陈某年近不惑，是某公司高管，事业有成，收入颇丰，多年来一直赶着场子应酬。他近期发现大便带血，自认为是太累了、喝多了酒的缘故，没当回事。但不应酬不喝酒时大便也带血，他这才去看医生。医生开了肠镜检查单，肠镜报告写着"距肛缘约15 cm处有一约2 cm×3 cm大小肿物。乙状结肠新生物，直肠炎，肠癌可能"。取了活检，3天后拿到活检报告，"腺癌"二字让陈某吓出了一身冷汗！一家人又是上网查资料，又是咨询朋友，又是向老人"取经"。几番折腾下来，陈某更加焦急、混乱：我怎么会生肠癌的？生肠癌的原因是什么？肠癌会传染吗？会遗传吗？结肠新生物、直肠炎、肠癌、肠肿瘤……很多专业名词，陈某看得似懂非懂，令他心乱如麻，彻底没了方向，只好拿着报告，带着疑惑，向专业医生求助。

① 肠癌是怎样找上门的？

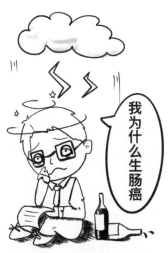

由于癌症对人类的危害极大，全世界医学家都期待彻底攻克癌症，希望找准癌症发生的原因，从源头上防范包括肠癌在内的各种癌症。令人遗憾的是，虽然投入了大量的人力物力财力，取得了一定的进展，明确了部分肿瘤发生的原因，但肠癌发生的确切原因仍有许多未明确之处，肠癌的预防仍很困难。肿瘤是人体的新生物，是由人体的正常细胞演变而来，并逐渐长大，其生长不受控制，长在人身上，只有坏处，毫无益处，就像是好事不干，坏事做绝的恶魔。其实，恶魔小时候可能也是一个乖孩子，只是后来变坏了，究竟怎么变坏的，可能真难以找到确切的原因。社会虽然进步了，可是无恶不作的恶魔还是时有出现。关于肠癌发生的原因，目前公认的观点是：肠癌是环境因素与遗传因素长时间共同作用的结果。病因主要有：① 不良饮食结构，如长期高脂肪、低纤维素的饮食。② 遗传因素。③ 肠道慢性疾病，包括慢性炎症、息肉等。④ 不健康的生活习惯及环境因素，如嗜烟酒、长期劳累、熬夜、环境污染。

进一步追问，陈某告诉医生，他的爷爷50岁不到，死于腹胀；他自己经营一家高科技微型企业，长期处于超负荷状态，生活无规律，应酬很多，抽烟喝酒如同"家常便饭"。看来，陈某生肠癌的原因可能与遗传、生活习惯、疲劳等都脱不了干系。

② 肠癌会遗传吗？

说到遗传，大家一般都会想到，"龙生龙，凤生凤，老鼠的孩子会打洞"，这是遗传；还有一类，父母患某种疾病，子女也患同样的病，这也是遗传，称为遗传病。一般人认为，肠癌似乎和遗传没多大关系，其实不然。研究发现，我国结直肠癌患者中，约1/3的患者有遗传背景。某些家族内多名有直接血缘关系的人先后或同时患肠癌，即父子、兄弟、母子、父女等都患肠癌，这种情况并不少见。有5%～6%的患者，其发病机制明确与遗传因素相关，医学上称之为遗传性大肠癌。比较常见的遗传性大肠癌主要有家族性腺瘤性息肉病（FAP）和遗传性非息肉性大肠癌（林奇综合征）。如果有两个或两个以上一级亲属患有大肠癌或其他癌，那就要特别小心了，最好到专业肠癌中心咨询，必要时可进行遗传性大肠癌的筛查。案例中陈某爷爷50岁不到死于腹胀，限于当时的条件并没有明确是否为肠癌，但不能排除肠癌导致的肠梗阻，所以可以说陈某患肠癌高度怀疑与遗传密切相关。

③ 遗传性大肠癌患者的亲属都易患肠癌吗？

一人患肠癌，全家都担心，尤其是听说患的是遗传性大肠癌，担心可不是一丁点。遗传性大肠癌患者的亲属患肠癌风险是否很高，关键取决于是远亲还是近亲。依据遗传关系，医学上将近亲分为三级：一级亲属，就是亲生父母、亲生子女、亲兄弟姐妹；祖父母、外祖父母、孙子女、外孙子女等，属于二级亲属；堂兄弟姐妹、表兄弟姐妹等，属于三级亲属。除此之外的其他亲属就不属于近亲，而是远亲。亲缘关系越远，遗传因素的影响越小。一般来说，遗传性大肠癌患者的一级亲属患肠癌的风险很高，要高度关注，陈某的父母、兄弟姐妹、子女皆属此列。二级亲属、三级亲属风险较高，应予重视。但是，风险高并不代表一定会患病，"世界上没有两片完全相同的树叶"，即使是双胞胎，彼此也会有很大的差异，因此，没必要过度担忧。

4 生活在一起的人先后或同时患肠癌，莫非肠癌会传染？

生活在一起的夫妻、兄弟姐妹确实有先后或同时患肠癌的情况，陈某也同其爷爷共同生活过一段时间，经常亲密接触，莫非肠癌会传染？这种担心并不新鲜。在18世纪的欧洲，曾有很多人担心癌症会传染，癌症患者都像传染病患者一样被隔离。后来研究发现，癌细胞虽然生命力顽强，但一旦离开了其生长的原始环境而转移到另外一个个体时就会变得十分脆弱，几乎不可能存活下来。因此，肠癌本身不可能从一个患者直接传播到另一个与之接触的人，即使天天密切接触。不过，肠癌中的一种特殊类型——肛门癌倒是有一定的"传染性"。因为肛门癌大多因感染人类乳头状瘤病毒（HPV）或人类免疫缺陷病毒（HIV）而诱发，而HPV或HIV可通过双性恋和同性恋男性的肛门性交而传染给其性伴侣，导致对方也易患肛门癌。只是此传染非彼传染，此传染是病毒的传染，而不是肠癌细胞的直接传染。此外，物以类聚，人以群分，生活在一起的人长时间地保持同一种不良的生活习惯，那么罹患肠癌的风险则半斤八两，不过这种先后患肠癌并不是因为传染。

肠肿瘤就是肠癌吗？

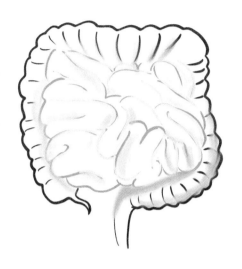

肿瘤和癌，都是医学专业术语，两者的关系，简单地说，肿瘤包含了癌症，癌症泛指恶性肿瘤。就好比未定案之前的排查阶段，有作案动机的这些人都称为"嫌疑人"，最终经审讯定案确认的那名嫌疑人才称为"罪犯"。肠肿瘤是一切生长于小肠、大肠的新生物的统称，有良性、恶性之分，其中绝大多数新生物是良性的，恶性的只占其中很小一部分。一说到"肿瘤"总会让人不寒而栗，而由于良性肿瘤的危害相对较小，多数人可能是为了避讳或不愿意戴上"肿瘤"帽子而造成心理负担，并不把肠良性肿瘤称为肠肿瘤，而是称为肠息肉、肠腺瘤等，只将恶性肿瘤称为肠肿瘤，所以一般说的肠肿瘤专指大肠的恶性肿瘤。长于大肠的恶性肿瘤因其部位不同又有升结肠癌、横结肠癌、直肠癌等不同名称，统称为大肠癌。因小肠恶性肿瘤的发病率远低于大肠，因此，一般将大肠癌简称为肠癌，虽不是很严谨，但基本已约定俗成了。

肠子上新长的东西都是癌吗？

新生，在人体内一直在进行。小孩长身体、成人头发长长、伤口愈合等，这是看得见的新生，还有很多肉眼不易看见的新生，如血红细胞120天左右更新一次，皮肤代谢其本质是老的表皮细胞脱落了，新的上皮细胞长出来了，肠道内黏膜细胞的脱落、新生比皮肤代谢更快……一切均静悄悄地发生着。其实，肠肿瘤也是肠道内的"新生物"，只是肠癌也混杂其中，由于对肠癌的恐惧，看到或听到"肠子上长了新东西"，总会让人心生联想，不会是癌吧？其实，肠癌只占肠子上新长东西的极小部分，生肠癌相当于"中头奖"，小概率事件，自然无需过分担忧。

⑦ 肠炎会变成肠癌吗？

肠炎是肠道感染性疾病的统称，按发病缓急及病程长短，可分为急性肠炎、慢性肠炎。急性肠炎大多为细菌等病原微生物所致，可理解为人体为了防止病原微生物造成大的伤害，会奋勇反击，以炎症的形式将其清除，一般"来也匆匆去也匆匆"，与肠癌没什么关系。如果人体不能及时将病原微生物清除，或病原微生物不是肠炎的主要矛盾，就可能演变为拉锯战——慢性肠炎，这样一来就不好说了，反复拉锯，由量变到质变，肠炎发展为肠癌还是有可能的。

⑧ 生肠癌与年龄、性别有关吗？

岁月无情，总是将自己的印迹留在别人身上，写在脸上，刻进骨里，溶入脑海中。随着年龄增长，积蓄不一定增加，但疾病一定增多。老年人患病比例较高，肠癌的发病率随年龄的增加而上升是不争的事实。2020年全球结直肠癌发病率，男性为23.4/10万，女性为16.2/10万。2022年我国国家癌症中心发布的全国癌症统计数据显示，我国结直肠癌发病率，男性为21.65/10万，女性为14.58/10万。肠癌"重男轻女"，男性发病率高于女性，可能与男性喝酒、抽烟、大块吃肉比例较女性高有关。

⑨ 生肠癌是因为免疫力低吗？

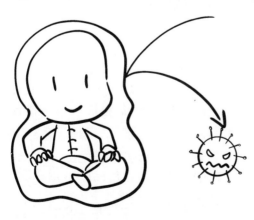

从字面上解释，免疫力，即一个人免除"疫病"的能力。人体拥有较为庞大而完善的防御部门——免疫系统，承担着守护人体安全的职责。肠癌，就是肠子的某些正常细胞变成了癌细胞并长到了一定规模，成立了不服管制的"独立王国"，称霸一方，成了人体的"敌人"。正常情况下，"敌人"一出现，免疫系统就要及时识别并将其清除，但肿瘤长大，相当于敌人在防御部门的眼皮底下"撒野"，这是免疫系统"失职、渎职"，但并不只是"免疫力低"这么简单。有时可能不是自己无能，只是敌人太狡猾了。

⑩ 缺乏体育锻炼的人易生肠癌吗？

国际癌症研究机构（IARC）报道，全球25%的癌症病例是由肥胖和久坐不动的生活方式引起的，缺乏锻炼的人确实易生肠癌，而体育锻炼可以预防大约15%的结肠癌。所谓"流水不腐，户枢不蠹"，因为运动能降低身体脂肪占比，促进新陈代谢，促进肠道蠕动，这些对预防肠癌都是有益的。运动固然很有必要，但是我们也要结合自身情况，如果患有严重的心肺疾病、深静脉血栓、代谢性疾病（甲亢等）以及精神心理疾病，切记先咨询过医生后再制定运动方案。

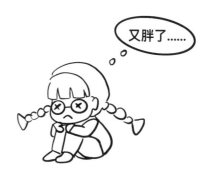

又胖了……

⑪ 熬夜多的人易生肠癌吗？

"苍穹之下，万物有序"。大到太阳、月亮这样的天体，小到鸡狗虫鸟，甚至是植物，一切都有它的自然规律。人类经过漫长的进化，形成了自己的生物钟，"昼出夜伏"是基本规律。熬夜多，意味着该休息时不休息，该活动时不活动，违背了身体规律，必将给健康留下隐患。夜晚是身体各器官休整、恢复的黄金时间，若长期熬夜，各器官得不到休整，相当于疲劳上岗，对身体造成的伤害难以估量。有研究表明，睡眠障碍者患结直肠癌的风险显著升高。说明熬夜是导致肠癌的危险因素之一，熬夜多的人易生肠癌。

⑫ 爱生闷气的人易生肠癌吗？

喜、怒、哀、乐、忧、思、悲、恐，是人体对不同刺激做出的情绪反应，遇到喜事就笑，遇到悲伤之处会哭，笑或者哭，对人的影响可不一样。健康的情绪好比一副良药，可以令人精神焕发，从而增强面对生活、工作、学习的自信。"笑一笑，十年少"，若该笑时不笑，该哭时哭不出来，老是生闷气，整天"乌云密布"，正所谓"黑云压城城欲摧"，何况是人，不垮才怪！调查研究提示，精神病、抑郁和经常生气是结直肠癌的风险因素。不良情绪对人体的损害是多方面的，会对内分泌系统、免疫系统、神经系统、消化系统、循环系统等造成极大的损害，大大削弱人体的免疫功能。因此，爱生闷气不仅仅容易生肠癌，其他疾病也会接踵而至。

⑬ X线片拍多了易生肠癌吗？

X线片的原理，是利用X射线在不同组织中穿透力的不同而形成的差异，拍摄成亮度参差的图片，供医生从中发现异常，用于疾病的诊断。医用X射线的辐射很低，不会增加患癌风险。不过，长时间、高强度的辐射对人体还是有一定影响的。因为X射线的本质是一种波长极短、能量相对较大的电磁波，它具有一定的穿透性，X射线穿透人体时，会形成电离

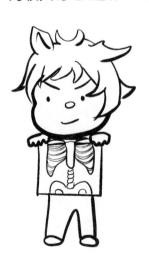

辐射，干扰正常细胞的功能，破坏细胞的结构，如果细胞受到损伤，又不能正常修复，就有可能引起突变，形成癌细胞。其实，我们生活的环境本身就不是完全无辐射的，土壤、岩石、大气等都存在辐射，人体每天多多少少都会受到影响，但作用有限，几乎可以忽略不计，人体已经适应了。所以，只要不是每天拍摄X线片，就不会对健康构成威胁。这就好比火焰，能摧毁一切，但我们每天也用它取暖、烧饭。只要合理利用，发挥X射线对我们有利的一面，避免错误使用，自然不必多虑"X线片拍多了易生肠癌"的问题了。

酒肉穿肠过：

酒肉与肠癌
脱不了干系

最近几天，35床肠癌患者又与家人闹小别扭了。原来患者小李年仅37岁，被明确诊断为"肠癌"近三个月，发现时即属于肠癌晚期了。他家人曾辗转多地多家医院，找了不少知名专家，均被告知小李已无彻底治好的可能。小李本人仍蒙在鼓里，时不时偷偷吸几口烟，嚷着要家里人烧些肉来吃，顺便带瓶酒来过过瘾。自小李生病以后，家属收集了不少肠癌方面的资料，了解了一些医学知识，认定小李生肠癌的原因就是喝过多酒、吃过多肉、抽过多烟。因此，家属非常反对小李再喝酒、吃肉、抽烟，但小李总不听劝，于是时常闹别扭。小李不相信肠癌是吃出来的，家属只好带着他去问医生：肠癌是吃出来的吗？肉不能吃，酒不能喝，还有哪些东西不能吃？该怎么吃？

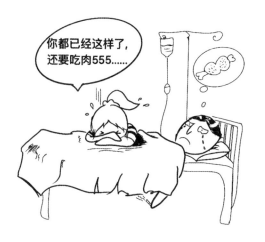

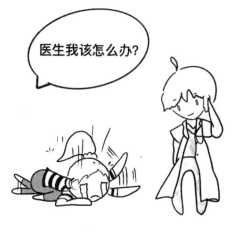

⑭ 肠癌真是吃出来的吗？

俗话说"病从口入"，用在肠癌上真是非常贴切。肠癌的发生，与不健康的饮食习惯有密切关系。

高脂肪、高蛋白质、高热量饮食及含酒精饮料是公认的肠癌高危因素，这正是经济发达地区肠癌发病率高的主要原因。生活水平高了，饮食讲究了，以肉为主要代表的动物性食物逐渐取代了蔬菜类食物，成为餐桌上的主角，吃得饱，喝得足，肚满肠肥，大腹便便，肠道负担越来越重。高脂肪的食物经过代谢后可产生致癌物质。若饮食过于精细又低纤维素，加上运动不足，肠蠕动减弱，大便在肠道留置时间延长，导致菌群失调，也是肠癌的诱因。说肠癌是吃出来的病，并不为过。

⑮ 红肉是致癌物吗？

红肉指在烹饪前呈红色的肉，红肉的颜色来自肉中含有的肌红蛋白。哺乳类动物如猪、牛、羊等四条腿动物的肉都属红肉。

与之相对应的是白肉。鱼、虾、蟹、鸡等非哺乳动物的肉在烹饪前呈白色，故称为白肉。

相比于白肉，烹饪得法的红肉，色、香、味、形俱佳，更深得食客喜爱，无肉不欢之人很多。2015年，国际癌症研究机构（IARC）发布专门文件，将新鲜红肉列为了大肠癌的2A级致癌因素，即很有可能导致人类大肠癌的一类因素。与此同时，少吃红肉也是目前预防结直肠癌的标准医学建议。正如玫瑰虽美但带刺，肉虽味美，但多吃可能致癌。

⑯ 哪些食肉法容易诱发肠癌？

生活中，不少人都讲究口味，拿肉制品来说，炒、煮、煎、炸、蒸、涮火锅、烟熏等烹饪方法齐上阵，美味花样百出，对肉的烹饪手法可谓"登峰造极"。而问题就出在"加工"上，若过度加工，味道是香美了，但肉已非肉，还有可能出现致癌物。

在过去物资匮乏的年代，难得吃一次腊肉、香肠等精加工美味，其影响可能有限，但到了物质极其丰富的年代，隔三岔五或长期享用这类精加工的美食，其致癌性就显现了。吃火锅、麻辣烫时，涮食肉类方式不当，也会诱发肠癌。一些羊肉、牛肉、猪肉中可能藏有寄生虫，如果没有烧开、烫熟，这些寄生虫虫卵就难以被彻底杀死，食用后容易引起肠道疾病，存在诱发肠癌风险。

⑰ 哪些食物可能会诱发肠癌？

"水能载舟亦能覆舟"，食物对人类而言亦是如此，食物能供给身体所需营养，也可能会有对人体不利甚至致癌的一面。为了降低肠癌的危害，科学家进行了大量研究，在"食物致癌"方面，已有不少定论。目前已经明确的食物中容易出现的一类致癌物有：亚硝胺、黄曲霉素、酒精、槟榔、苯并芘、中式咸鱼等。

亚硝胺：鱼露、虾酱、咸鱼、咸蛋、咸菜、腊肠、火腿、熏猪肉含有较多的亚硝酸盐，在人体内会转化成亚硝胺，它的致癌性很强。

苯并芘：脂肪、胆固醇等在高温下可形成致癌物苯并芘，如烧烤、熏制、油炸食物。

黄曲霉素：是已知的最强烈的致癌物。米、麦、豆、玉米、花生等食品受潮霉变后会产生黄曲霉素。发酵食品如豆腐乳、豆瓣酱等也容易产生黄曲霉素。

⑱ 为什么说精加工食物与肠癌有关系？

多数食物需加工后才能食用，或味道才鲜美。食品的加工方式多种多样，如加热、巴氏杀菌、烘干、冷冻等，这些方法不会改变食物的结构。肉类加热、切块等也是加工，属于初加工，对食物影响不大。

精加工又称"超加工"，就是加工制作过程中，添加了各种形式的糖、化学成分、食品添加剂、色素等配料。超加工食品，虽然方便又好吃，但摄入后可使患肠癌风险增加11%。食品添加剂硝酸盐和亚硝酸盐本身无害，很多绿叶蔬菜，比如芹菜、菠菜、生菜中，天然就含有少量硝酸盐，硝酸盐进入人体后被口腔和胃肠道中的细菌还原成亚硝酸盐。

但是值得一提的是，在用硝酸盐和亚硝酸盐加工红肉的过程中，红肉中的一些成分，比如血红素铁、胺和酰胺类物质，会和硝酸盐及亚硝酸盐结合形成亚硝基化合物，比如亚硝胺。亚硝基化合物会对肠道屏障细胞造成破坏。为了修复损伤，肠壁细胞必须再生，甚至过度增殖。就是这种反复损伤、反复增殖的过程增加了结直肠癌发病风险。

⑲ 吃隔夜菜会生肠癌吗？

隔夜菜并不单指放了一晚的剩菜，所有没吃完剩下来放置着，再待下一顿吃的菜都相当于"隔夜菜"。科学研究发现，蔬菜类在常温下储存12小时后亚硝酸盐浓度明显升高，放冰箱冷藏的话24小时后亚硝酸盐浓度明显升高。此外，肉类冷藏24小时后亚硝酸盐浓度有明显变化。因此，剩菜建议一定要冷藏，并且超过24小时则不建议再食用。由于亚硝酸盐是一种潜在致癌物质，长期吃这种久置甚至隔夜的菜，会增加肠癌的发病风险。冰箱不是保险箱，隔夜不如光盘。

⑳ 喝酒伤肝，难道也会伤肠、引发肠癌？

酒精被人体摄入后，20%在胃内吸收，80%在肠道吸收，且这部分酒精吸收入人体以后，有90%左右经过肝脏进行代谢，剩余5%经过肾脏代谢，最后5%经过呼吸道排出。肝脏代谢大量酒精，"酒精肝"已成

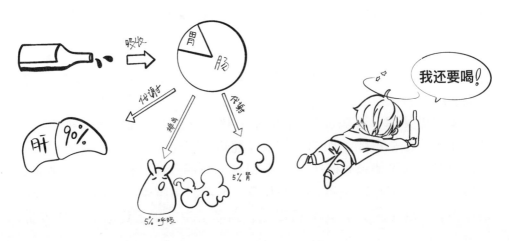

为一个社会性问题。研究发现，酒精对肠道黏膜有刺激作用，饮酒可以增加大肠癌尤其是直肠癌的发病风险。长时间饮酒会使肠癌的发病率大大增加。少饮酒甚至不饮酒对于大肠癌的预防是非常有意义的。当"酒精肠"也出现的时候，离"肝肠寸断"也不远了。

㉑ 抽烟与肠癌有关吗？

吸烟者易患肺癌、泌尿系统肿瘤及心肺疾病，想必大家都有所耳闻。早期研究认为，吸烟并不会增加肠癌发病风险，但是随着研究的深入，这个观点被否定了，吸烟是会增加肠癌发病风险的。当然这种影响并不是短期就能体现出来的，而是要经过十几年才能显现。研究发现，吸烟可以破坏肠道黏膜通透性，增加结直肠癌的易感性。2020年的一项研究显示，与从不吸烟者相比，随着烟龄的增加，发生大肠癌的风险也随之增加。

戒烟可以降低患肠癌的风险，戒烟10年后，风险开始降低；戒烟26年后，风险明显低于仍在吸烟者。钟南山院士说："吸烟就像一台死亡发动机。"它还是一台碎钞机，因为每个烟民平均每年的吸烟花费都不低。为了家人身体，为了家庭经济，请大家努力戒烟。

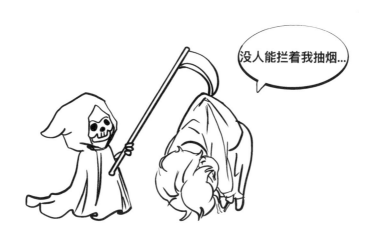

part 2

诊断篇

明察秋毫：
我的健康我做主

老王事业有成，家庭幸福，身体无恙，60岁一到即办理好了退休手续，打算实施几年前制定的计划——"趁身体尚好，带上夫人饱览秀美河山"。退休后的老王有大把时间关心身体健康，经常看些科普养生节目。节目中说，大便是消化道的"信使"，大便的形状、频次、颜色、气味等细节都能反映疾病情况。因此，老王每次排便后都会看看手纸，回头看看排出的大便，连"放屁"也不肯放过，希望自己能把握健康的主动权，真正做到"我的健康我做主"。但因为太过专注，加之老王回想起年轻时生活习惯不太好，经常抽烟、喝酒、熬夜，大便也不规律，有时会有便血，从此老王的生活不再平静，变得忧心忡忡起来：正常大便应该是什么样子？大便变细了，带血了，是否提示生了肠癌？腹痛了，变瘦了，肚子上好像有包块……莫非是生了肠癌？如此等等，似乎有太多的疑问。于是，针对"大便那些事"，老王专门向胃肠外科医生进行了咨询。

22 大便带血是否提示生了肠癌？

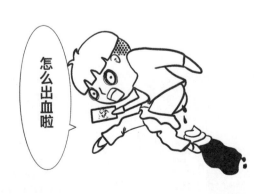

怎么出血啦

人体的血液在封闭的血管内循环，通常不会跑到血管外，跑到血管外就是出血。由于血液有标志性颜色——鲜红色，因此，出血一般不难被发现，出血是一种警示信号，值得高度警觉！大便带血，虽不一定有大问题，但也可能预示着潜在巨大风险，恰似惊雷前的闪电,可能预示着暴雨的来临。很多疾病都可能引起便血,其中以结直肠疾病为主,大肠癌也包括在其中,但多数还是痔疮、肛裂、炎症性肠病、肠息肉等良性疾病。虽然从单一的"大便带血"无法做出准确的诊断,但大便带血无疑是一个重要信号,收到此信号时,切不可视而不见,有必要刨根溯源,但又不必杯弓蛇影,看医生是唯一正确的选择。

㉓ 正常大便应该是什么样子的?

我们可以从形状、性状、量、颜色、气味、排便感觉、次数、习惯等几个方面判断大便是否正常。

形状:正常大便为长条形,类似香蕉状。

性状:大便通常质软成型,不易散开,不易粘在马桶上。

量:通常粪便长度10～15 cm,每次能拉出2～3条。食物品种、数量会影响大便的量。

颜色:正常大便呈现黄色或黄褐色。但个人饮食偏好也会影响大便颜色:食入奶制品过多,大便多为淡黄色;吃较多绿色蔬菜时,大便会偏绿;吃肉较多,大便为棕黄色;吃血制食品(猪血、鸭血)、黑巧克力及中药时,大便会发黑;吃红色食物(红心火龙果)时,大便会偏红。

气味:通常粪便味道微臭,高蛋白质饮食(大鱼大肉)可增加粪便臭味,偏好于素质(蔬菜、水果)的人粪便气味轻。

排便感觉:顺畅、不费力。能在1～2分钟内自然、通畅地排出,整个时间大多不超过5分钟,便后觉得轻松,没有残留便意,就是正常"畅便"。

次数和习惯:大便每天解1～2次或2～3天解一次都是正常的,只要排便规律即可。

千人千面,人的大便也不会完全相同,没必要拿别人的大便作为参照。

㉔ 通过观察大便,自己能判断体内是否有出血吗?

血液有其标志性颜色——鲜红色,但混在大便中的血液,一旦不新鲜了,其颜色也会逐渐由鲜红变成暗红,最后变成黑色,甚至乌黑发亮。大便中夹杂的鲜红色的东西也不全是血液,不少食物经人体吸收、代谢后，也可使大便呈鲜红色，如红心火龙果、草莓等。因此，要通过观察大便来发现体内是否有出血，虽然可行，但并不简单。好比看云识天气，虽然有一定的参考价值，但误差大，不准确。因此，提倡大家大便后不妨看看手纸，再回头看看排出的大便，若看到鲜红、暗红、黑色、乌黑色等有视觉冲击感的颜色，立马留取证据，交给医生解读。

25 有痔疮的人，仅凭大便带血情况能区分是痔疮还是肠癌吗？

俗话说："十男九痔，十女十痔。"区分是痔疮出血还是肠癌出血，就好比古董鉴定一样，再有经验的专家，也难一眼辨别真伪。肠癌出血、痔疮出血虽然是两种不同疾病引起的，但表现出的症状非常相似，不要说普通老百姓，就是专科医生也得借助大便化验、肠镜检查等"新式武器"才能明确是什么病引起的便血。所以说，发现大便带血，千万不要抱有侥幸心理，应尽快到医院查清楚原因。

26 只要大便正常，就能排除生肠癌的可能吗？

大便正常，是一个模糊的概念，好比说"今天天气很好"，但天有不测风云，艳阳高照时下"太阳雨"大家可能都遇到过。因此，大便正常，不代表不可能患肠癌，只是相较于大便不正常者而言患肠癌的可能性小一些。肠癌的临床表现缺乏特异性，往往较为隐匿。肠癌不会轻易"现身"，大便正常有时只是一种伪装。

27 大便次数多是肠癌的信号吗？

不少肠癌患者就是因为大便次数多，到医院就诊时发现的，因此，大便次数多被看成是肠癌的信号之一。排便是人体排出"废物"的方式，所谓"留其精华，去其糟粕"，大便次数多，可能是糟粕太多，或者是无用功做得太多，绝非"多多益善"。排便次数受习惯、食物、环境、情绪、疾病等多种因素影响，疾病只是其中的一部分，肠癌更只是部分中的部分。在习惯、食物、环境、情绪都没明显变化的情况下，大便次数变得明显多了，还伴有一些其他变化如大便变稀、带血、体重下降等，这就可能是疾病的信号，其中可能包括肠癌，重视是必须的。

28 大便很细是肠癌的信号吗？

正常的大便形状是长条形，类似香蕉状。大便粗细因人而异。有些人的大便天生就很细，这种情况是正常的，无需过分担忧。有些人的大便由粗变细，那就要找找原因了，可能与饮食习惯、肠道疾病、肠外疾病等有关。"大便细"可能不要紧，如果是"大便变细"，有可能是疾病的信号，虽然不一定是肠癌，但部分肠癌确实会出现"大便变细"。

29 便秘和肠癌有关联吗？

便秘指大便排出困难，大多伴有大便偏干。大便是人体产生的"垃圾"，大肠是储存"垃圾"的地方，如果储存时间太长，可能会在肠道内发生腐败反应，产生一些有害物。对此，科学家们做过大规模的研究，对慢性便秘与结直肠癌风险进行综合分析，得出的结论是：便秘与肠癌发病率之间并无显著相关性，即便秘不是肠癌的"因"。当然，肠癌长到一定程度，可能会"违规"侵占肠道，造成肠道不畅，引起或加重便秘，此种便秘，是肠癌的"果"。

30 放屁多是肠癌的信号吗？

放屁是人体排出肠道内气体的方式，"满而溢"是一种正常的生理现象。放屁多，提示肠道中的气体多。肠道中气体的来源可能是"吞"进去的，也可能是肠道内产生的，与肠癌并无直接关系。中晚期肠癌患者，肿瘤堵塞肠腔，肠道内气体通行不畅，可能会分批次"放行"，"集中"排出，给人以放屁多的感觉。

㉛ 经常腹痛是肠癌的征兆吗？

腹痛俗称"肚子痛"，是多数人都有过的令人不悦的经历，或轻或重，或左或右，时间或长或短。应该说，腹腔中几乎任何一个器官出现异常后，都有可能出现腹痛，甚至腹腔外器官如心脏、皮肤出了问题也会表现为腹痛。可以将腹痛理解为人体发出的"求救信号"，肠癌也不例外，发展到一定程度也会释放出这种信号。经常收到腹痛这种信号，要有所警觉，最好去看看医生，不能若无其事。要判断腹痛是不是肠癌引起的，对专科医生而言，相对不复杂，就算不能明确腹痛的原因，但通过肠镜等检查，还是能弄明白腹痛到底是不是肠癌引起的。

㉜ 肚子上摸到一个包块，会是肠癌吗？

肚子又称肚皮，医学上称"腹部"，如果不小心摸到了一个包块，可能会像打麻将时摸到了"炮牌"一样，不知如何是好。腹部是人体的一个宝库，肝、胆、脾、胃、小肠、大肠、膀胱、子宫等"济济一堂"，"不速之客"混入其中，往往不易被发现。大肠是腹腔中体量相对较大、占领区间较宽的器官，患肠癌后确实可能会在腹部出现可以用手摸得到的包块。肚子上摸到了一个包块，还是要小心，可能就是"地雷"，找医生这位"工兵"来排雷才安全。想根据单一症状或体征得出明确诊断，无异于盲人摸象。

㉝ 人越来越瘦可能是生了肠癌吗？

人越来越瘦是身体"入不敷出"的表现，可能是"收入"少了，可能是"支出"多了，也可能是一个"不祥之兆"。在原因未明确之前，医生称之为"消瘦原因待查"，类似于"腹痛待查"，有可能是肠癌，但绝不限于"癌"，可能涉及内科、外科、妇科、男科等很多方面的问题和疾病。当然，也可能只是"没休息好"等"鸡毛蒜皮"的小事情。

热泪盈眶。

肠癌早发现，
捡了一条命

张阿姨快到"花甲"之年了，平常热心公益，同居委会的工作人员很是热络。近期，居委会正在协助某三级医院进行"大肠癌筛查"公益项目，因此，建议她参加，留点大便化验一下。大便化验下来，隐血试验（＋＋）。居委会让张阿姨再留一次大便送去化验，但检查结果仍有"疑问"，于是建议张阿姨到三级医院做肠镜检查。张阿姨的父亲因"结肠病"过世，所以她一直心有忌惮，只好半推半就地去做了次肠镜。结果发现结肠有一"新生物"，活检报告为腺癌。医生安排张阿姨住院做了微创肠癌切除术，因发现及时，属于"Ⅰ期肠癌"，即老百姓说的"早期肠癌"，手术切除就够了，无需化疗及其他治疗。术后张阿姨又回到她热衷的公益活动中，每天都感到开心、充实。随后的几次肠镜复查结果都很正常。她庆幸自己肠癌发现早，捡回了一条命。张阿姨深知肠癌的"凶险"，但她有很多心结待解开，为了将自己成功的经验告诉小姐妹和同居委的邻里，于是问了医生不少问题。

㉞ 化验大便就能查出肠癌吗？

"化验大便"对老百姓来说是很方便的，只要取一些大便送到医院就可以，而且价格还比较低。那么这一"简单"的化验到底能不能查出肠癌呢？其实，大便化验，也有简单化验和复杂化验之分，好比外出住宿，有高档宾馆、中低档旅馆之分，其配置不同，价格差别也较大。

"大便常规＋隐血试验"较简单。隐血试验主要检查大便是否有

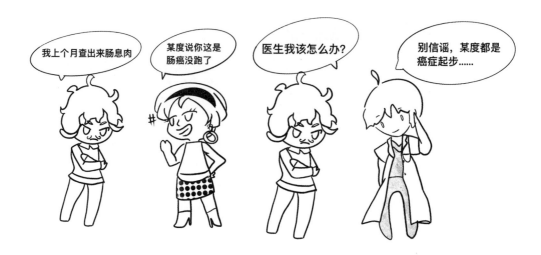

"出血"，能够查出肉眼难以看到的"出血"，医学上称为"隐血"，即隐性出血，方法简单，价格极低，但无法分清大便中的血是来自人体内的血液还是食物中带有的动物血。隐血试验适合于初步筛查，各级医院都能做，可以发现可能存在的"出血"线索，为进一步检查提供依据。

"大便DNA检查"是较为复杂、精细的检测。因为肠癌细胞含有正常细胞不具备的某些特殊成分，用专业的方法可将这些特殊成分从大便中识别出来，理论上可以检测出大部分肠癌和癌前病变。但并不是每家医院都能做，费用相对较高。因此与其说验大便能查出肠癌，还不如说能发现疑似肠癌的线索。

㉟ 生了肠癌怎样才能尽早发现？

肠癌发现得是早还是晚，其治疗过程、疗效可以说有天壤之别。我们要了解肠癌早期有可能出现的症状，如大便变细、大便出血、腹泻、便秘、乏力消瘦、肚子上摸到包块等。一旦碰到这些症状，就要想到可能是早期肠癌的预警。这些"信号"就好比煤气中添加的二氧化硫，家里发生煤气泄漏时，就会闻到一股臭鸡蛋味。所谓"发财要趁早"，早期肠癌要靠找。有些早期肠癌症状并不明显，怎么办？肠镜是找早期肠癌的"福尔摩斯"。

哪些检查能确诊肠癌？

肠癌是一种严重疾病，许多检查都可能让它本相毕露。最基本的检查就是医生的问诊和体格检查，医生根据患者所描述的症状、经体格检查发现的体征，综合判断后会给出一个初步的诊断。血液检查、CT、核磁（MR）等检查能从不同角度找出肠癌的某些特征，有助于补充新证据。这些检查有一定的准确性，但还只是"初步判决"，不能说一定是肠癌，确诊肠癌需要肠镜下取样做病理检查，如病理报告说是癌，那就相当于最高人民法院做出的终审判决，是诊断肠癌的最高标准。

 想做肠镜但又怕痛，该怎么办？

疼痛是一种人们不喜欢的主观感受，伴有实质上的或潜在的组织损伤。由于肠镜检查是将直径约小指粗的带光的管子从肛门插入超过 1 m 深，还要过几道急弯，难免会有些不适或痛感，但多数人是能够吃得消的。若觉得很痛，更多的可能只是"恐惧心理"作怪。现在大多数医院都开展了无痛肠镜以满足大家的需求。无痛肠镜就是在严格的监测下，将少量麻醉药物注射到静脉中，使检查者在睡眠之中完成肠镜检查。无痛肠镜检查毕竟是实施了一次麻醉，既有一定的适应证，也有一定的风险。

 抽血检查能查出肠癌吗？

肠癌的发生发展，经历着肠道某一局部细胞发生恶性变，并逐渐由小变大、长到有一定体量的肿瘤，其过程并不短暂。所谓"雁过留声"，肿瘤在其生长过程中，或多或少会留下些痕迹。血液周流全身，包括肿瘤所在地。因血液容易获取，因此，科学家希望从血液中找到这些"肿瘤"痕迹，以此来诊断肠癌，目前也取得了一些进展。通常我们所说的抽血检查主要有血常规、肝肾功能、肿瘤指标等。抽血检查能发现肿瘤标志物是否升高，是否存在贫血等，有助于诊断肠癌，但诊断价值相对有限。

做CT检查能发现早期肠癌吗？

CT全称为电子计算机断层扫描，它是利用人体不同器官对X射线的吸收系数不同而形成的差异为器官拍照，每隔一定距离拍一次照，多张照片按一定顺序整合在一起，形成一组我们平时所见的CT片，供医师用于疾病的诊断。由于CT拍到的本来就不是全貌，而是选择性放弃了一部分，因此，必然会遗漏不少信息，太小的东西甚至会被完全忽视，加上肠壁本身就很薄，肠内储存了由气体、液体、固体组成的粪便，因此，CT对肠道疾病的诊断并不敏感。早期肠癌往往个头比较小，CT检查难以发现。CT只能发现较大的肿块，既无法准确判断肿块的良恶性，又不能区分肠癌是早期还是晚期。想发现早期肠癌，CT不靠谱，靠谱的是肠镜。

④ 做MRI检查能发现早期肠癌吗？

MRI就是平常所说的磁共振检查，是依据人体内部不同结构存在的差异，通过发射电磁波，绘制成人体内部的结构图像，供医生诊断疾病。只有当病变发展到改变了器官形态、位置和自身增大到给人以异常感觉时才能被发现。由于早期肠癌大多比较小，对器官造成的形态、位置改变不大，磁共振检查不一定能发现，好比大网眼的网捕获不到小虾米。但磁共振检查还是有一定优势的，如没有放射性，对人体无害，安全性高，尤其对于直肠癌生长情况的判断比较可靠。

虚惊一场：
原来这些不是肠癌

宋大叔多年来大便一直不是很正常，加之他父亲过世时尚不满60岁（具体原因不清），古稀之年的他对身体状况总有些提心吊胆的。宋大叔身为"高知"，平日里积累了一些健康知识，知道肠癌是最"愚蠢"的癌，可防可控，因此从不抗拒做肠镜，肠镜做过好几次了。几年前的一次肠镜检查，让宋大叔"成功"贴上了"肠息肉"的标签，最近一次肠镜检查又发现了肠息肉，病理报告为"低级别上皮内瘤变，局灶区高级别上皮内瘤变"。朋友说这是癌前病变，他在网上查到"高级别上皮内瘤变"的相关说法更是吓人，被说成是"准癌"。好在宋大叔见多识广，不是"吓大"的，但家里人仍很担心，就"肠息肉""癌前病变""高级别上皮内瘤变""肠息肉的预防"等问题与胃肠病专家进行了探讨。

41 什么是癌前病变？

所谓癌前病变，是指继续发展下去具有癌变可能的某些病变。但癌前病变并不是癌，不是所有的癌前病变都会演变成癌，只有其中的一部分可能演变成癌。所谓"丁是丁，卯是卯"，癌前病变虽带有"癌"字，但毕竟不是癌，就好比"王子不一定能成为国王"。

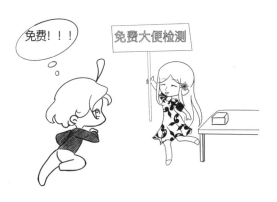

癌前病变是恶性肿瘤发生前一个比较特殊的阶段，一般而言，几乎所有的恶性肿瘤都有癌前病变的阶段。肠癌的癌前病变较多，如肠腺瘤性

息肉等，多数肠癌是由这些癌前病变发展而来，所以对这些癌前病变应该积极治疗，防患于未然。

㊷ 肠癌癌前病变有哪些？

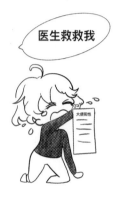

医生救救我

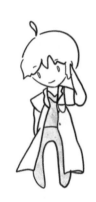

容易引发肠癌的疾病统称为肠癌癌前病变，主要包括以下几类：① 大肠息肉；② 大肠腺瘤；③ 炎症性肠病；④ 结肠血吸虫病；⑤ 多发性家族遗传性结肠息肉；⑥ 家族性腺瘤性息肉病。

如果患上了这些疾病，还是有必要留个心眼，正所谓"人生的道路虽然漫长，但关键的只有几步"。肠癌癌前病变再迈出"关键几步"，可能就是癌了。

㊸ 癌前病变是怎样变成肠癌的？

前面我们已经明确过一个概念，就是癌前病变并不是癌，也不一定会发展成癌。癌前病变其实是普通的疾病，只是具有潜在癌变风险。肠癌癌前病变怎样变成肠癌的呢？从癌前病变发展到癌症需经历多个过程，这就好比一个人由好变坏的过程，受社会风气、家庭环境、自身性格等多因素影响。如在错误的道路上放任不管，无疑会铸成大错。肠道也是如此，绝大多数人在出生的时候，肠管都是健康的，由于成长过程中的一些不良生活习惯、外来刺激等，致使正常的组织发展成癌前病变，然后再发展成癌症。只要在癌前病变阶段及时予以干预治疗，就有可能阻止其进一步发展。若放任不管就有发展成癌症的可能。

㊹ 有办法阻止癌前病变变成肠癌吗？

癌前病变不是癌，也不一定会变成癌，但绝不能忽视。肠癌的发生是遗传因素加环境因素长时间综合作用的结果。出生无法选择但道路可以选择，我们不能改变自己的遗传基因，但环境因素还是能改变的，健康的生活方式是阻止癌前病变变成肠癌的可行性方法，包括远离烟酒、规律作息、科学饮食、适当运动、心情愉悦等。

㊺ 什么是高级别上皮内瘤变？

上皮内瘤变是临床病理诊断中常用的一种诊断术语，一般可分为低级别上皮内瘤变和高级别上皮内瘤变。高级别上皮内瘤变的意思是细胞实际上已经出现恶变趋势，但还没有开始向深层次生长，相当于种子发了芽，但还没生根。高级别上皮内瘤变一般不难处理，预后也较好。

㊻ 什么是肠息肉？

肠息肉是指发生在大肠的一类从黏膜表面突出到肠腔的隆起性病变，包括肿瘤性和非肿瘤性，在病理未明确之前统称为息肉。根据病理学分类，肠息肉可分为腺瘤性息肉、炎性息肉、错构瘤性息肉、化生性息肉等几类。腺瘤性息肉是公认的癌前病变。炎性息肉为非肿瘤性息肉，一般没有恶变倾向。错构瘤性息肉有癌变的可能。化生性息肉又叫增生性息肉，是结直肠中最常见的非肿瘤性息肉。虽然都是肠息肉，但转归相差悬殊，好比现在同一间教室里读书的孩子，今后人生道路可能千差万别。

㊼ 长了肠息肉该怎么办？

肠息肉是一大类性质尚未明确、转归相差悬殊的疾病，而不是一种疾病。因此，长了肠息肉，首先要做的是明确息肉的性质，这样才能"盲人吃饺子——心中有数"。对于癌前病变类息肉，治疗方法主要依息肉的大小、部位及医生的经验和能力，力争肠镜下切除息肉。近年肠镜切息肉技术进步很快，能替代部分外科手术，但较大的息肉需要手术才能切干净。切了息肉以后要密切随访。

48 肠息肉切除后还会复发吗？

肠息肉因息肉性质的不同，复发可能性相差较大，且因人而异。虽然规范的内镜切息肉能做到连根拔除，但没有改变滋生息肉的"人体内环境"。月亮还是那个月亮，肠子还是那根肠子，息肉复发难以避免。不规范的内镜切息肉类似于割韭菜，复发的可能性就更大。息肉割了以后并非高枕无忧，不排除复发的可能。

49 长了肠息肉多长时间做一次肠镜较合适？

为了防止肠息肉切除后复发，一定要定期做肠镜复查。根据息肉的大小、数目、类型等因素，肠镜随访的时间也是不同的。《中国早期结直肠癌筛查及内镜治疗指南》（2014年，北京）对结直肠息肉 / 腺瘤切除术后的随访间隔时间做出以下推荐。

表1　肠息肉切除术后肠镜随访间隔时间

初次肠镜检查结果	肠镜随访间隔时间
无息肉	3～5年
直肠、乙状结肠增生性息肉（＜10 mm）	2～3年
1～2个＜10 mm的管状腺瘤	1～3年
3～10个管状腺瘤	1～2年
＞10个腺瘤	1年
≥1个且＞10 mm的管状腺瘤	1～2年
≥1个绒毛状腺瘤	1～2年
腺瘤伴高级别上皮内瘤变	1～2年
＜10 mm且无上皮内瘤变的无蒂锯齿状息肉	2～3年
≥10 mm或伴有上皮内瘤变的无蒂锯齿状息肉或传统锯齿状息肉	1～2年
锯齿状息肉综合征	1年

　　有结直肠癌家族史的高危人群，建议每年做1次肠镜检查。其他情况的人群，可参照上述表格，最好能依据指南，"照章办事"。同时，也要提醒大家切记不能盲目对号入座，还是需要在医生的专业指导下随访。

part 3

误诊篇

终生遗憾：
以为是小病，
结果酿大祸

瞿老太已是耄耋之年，工作时曾是人们口中的"女强人"，现因"肠梗阻"在医院不吃不喝插着几根管子已3天了。她原以为不过是小小的"盲肠炎"，用不了几天就好了，没想到医生说现在必须手术治疗。瞿老太躺在病床上心里老在嘀咕，阑尾炎怎么就变成了肠梗阻？怎么非开刀不可呢？原来，三年前，瞿老太曾因右下腹疼痛去医院就诊，当时医生诊断为急性阑尾炎，建议她做手术。可是瞿老太死活不愿意，觉得没有必要，所以就输液治疗，用了几天消炎药后就好了。后来她还做了肠镜，报告显示慢性结肠炎，肠管上有一个直径3 mm的小息肉，直接做了内镜下切除。她心里有点抵触：一会让我开刀，一会让我做肠镜，真有必要吗？此后她的阑尾炎又反复发作了几次，有了第一次的经验，瞿老太每次都选择药物等非手术治疗，而且确实都有效。最近，瞿老太再次腹痛，急诊输了两天抗生素，不仅腹痛没好，还出现了腹胀，"肚子长大了"。这下她慌了，赶紧到医院就诊。医生说是"肠梗阻"，住院后进一步检查发现回盲部占位，盲肠癌可能。因肠道准备欠佳，瞿老太难以耐受做肠镜时的疼痛，因此，只检查到了一小段肠管，发现有"肠炎"。医生告诉患者家属，非手术治疗不能解决问题。瞿老太听说要开刀，一定要亲自签字，看到"结肠癌""肠炎""占位""便血"等字眼，她问了医生不少问题。

50 阑尾炎怎么就变成肠癌了呢？

阑尾炎和肠癌看似是有很大差别的两种疾病，可为什么"眼睛一眨，

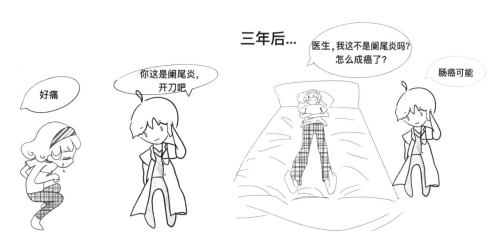

老母鸡就变鸭"了呢？先要弄清楚阑尾及盲肠的位置。阑尾是长在结肠起始部位上的一条功能退化了的"小尾巴"，而结肠的起始部分称之为盲肠，位于右下腹，连接小肠。因为位置相同，生病后有时表现出的症状非常类似，所以民间将阑尾炎称之为盲肠炎。阑尾炎并发阑尾周围脓肿时，容易被误诊为盲肠癌；而盲肠癌如果溃破感染也容易被误诊为阑尾炎或阑尾脓肿。虽然医生可以通过CT、磁共振或肠镜检查来进行鉴别，但还是会有将肠癌误诊为阑尾炎的情况发生。此外，有些慢性阑尾炎反复发作也可能会发生癌变。阑尾炎是肠癌的高危因素之一，所以如果有阑尾炎反复发作史的人，还是建议切除掉这根可能会惹大麻烦的"小尾巴"。

51 什么是炎性肠病？

　　所谓炎性肠病，和普通吃坏了东西拉肚子、细菌感染引起的急性肠炎不是一回事。它是特指一些有病理改变的慢性肠炎，主要包括溃疡性结肠炎和克罗恩病两种。其实，炎症是人体应对损伤性刺激的防御性反应，人体的防御系统以炎症反应的形式与引起损伤的"元凶"搏斗，并修复已发生的损伤。如果引起损伤的"元凶"反复对肠道发起攻击，人体就会反复还击，肠道就反复发生炎症反应，如果人体无法完胜，被迫进入相持阶段，就会形成炎性肠病。"常在河边走，难免会湿鞋"。损伤、修复次数多了，修复难免会发生错误，过度修复甚至会导致癌变。研究表明，大约20%的炎性肠病患者在发病10年内会发展为结直肠癌，患癌风险是正常人群的2～4倍，发病时间越长，发生癌变的风险越高。由于炎性肠病不容易痊愈，因此要趁早防范，它们虽然不是洪水猛兽，但是却暗藏"杀机"，一旦患病，须积极治疗，降低患癌风险。

52 什么是结肠占位？

医生说的结肠占位，一般是指结肠里长了通过CT等检查可发现的体积相对较大的肿块，在性质未明确之前，笼统称为"结肠占位"。类似于道路旁边或道路上突然发现了一个东西，可能是车上掉下来的，也可能是新建造的建筑、新栽种的树木，也许是临时的，也许是永久性的，统称为"占道"，这种"占道"会影响道路的通畅。由于结肠占位中可能隐藏着"肠癌"，医生会认真进行甄别，弄清占位到底是来自肠腔内还是肠壁或肠外，往往要通过肠镜取肿块组织化验来定性。即使不是肠癌，肠道发生占位，如同道路被占道容易造成交通堵塞一样，肠道也会发生堵塞，这种情况称之为肠梗阻。因此，若出现结肠占位，不可不闻不问。

53 肠炎、肠占位、肠癌到底有什么关系？怎样区分？

肠炎是肠道发生防御性反应类疾病的统称；肠占位是肠里长了通过CT等检查可发现的体积相对较大的肿块的统称；肠癌是指结直肠上长出了癌组织。三者之间可以说是你中有我我中有你，可以单独存在，也可能是同时或先后出现。"横看成岭侧成峰"，看问题的角度不同，描述出来的"结果"可能会有差异。肠炎、肠占位、肠癌，三者之中以肠癌危害最大。要明确诊断，离不开肠镜检查，不能单纯根据一些症状草率下结论。

54 易与肠癌混淆的疾病有哪些？

人的一生中多多少少都会碰到肠道问题，如大便带血、大便次数太多或大便排不出、腹胀等，其源头大多可能是肠炎、痔疮、肠息肉等良性疾病，而肠癌这一恶性疾病也可能混迹其中。肠癌，从它长出来后的很长一段时间内都不会引起人体明显不适，或虽然有些不适，但是症状大多与痔疮等良性疾病极其类似，然而后果却有天壤之别。因此，如果出现大便异常等症状，经治疗后无明显好转或好转后很快又"卷土重来"，一定要想到肠癌可能，因为似是而非的事很普遍。

与肠癌有相似表现的疾病主要有痔疮、结直肠息肉、肛裂、肠结核或淋巴瘤、各种肠炎等。如果被诊断为这些病，要想到有与肠癌混淆的可能，不能"做梦娶媳妇，光想好事情"，忧患意识还是要有的。这些疾病的诊断，一定要由专业医生来下结论，切不可自己给自己诊断。

part 4

治疗篇

九死一生：
肠癌发现迟，十八般武艺齐上阵

吴大叔前段时间因大便带血，到医院门诊看病。门口预检分诊护士让他挂了肛肠科，肛肠科医生检查后让他去消化科看。消化科医生开了肠镜检查，结果显示：直肠癌，距肛门约5cm。于是，他又被指示去看胃肠外科，住院后做了上腹部增强CT显示肝脏可见一转移瘤，大小约3 cm×3.8 cm；下腹部核磁示直肠恶性肿瘤，侵犯前列腺可能，周围可见肿大淋巴结。医生告诉他，先要进行照光（放疗）、化疗，对治疗效果进行评估后，再决定是否可行手术。吴大叔接受了照光和化疗，后来复查上腹部CT：肝转移瘤大小约1cm×1cm。下腹部核磁：直肠恶性肿瘤，较前有所缩小，周围可见肿大淋巴结。医生给他做了手术治疗，同时切除了直肠癌及肝转移瘤。术后医生告诉他还要做化疗＋靶向治疗，并服中药治疗。回顾就诊的经历及近一年反复住院治疗过程，吴大叔心中累积的疑问太多了：为了治疗自己的肠癌，可以说，目前叫得上名的治疗肠癌的方法都用上了，真可谓"十八般武艺齐上阵"了，有这个必要吗？……由于与其手术主刀医生接触比较多，吴大叔将自己的疑问抛给了他。

55 生了肠癌看什么科比较好？

生了肠癌后，患者本人及家属心中必定慌乱不已，不知如何是好。这时切忌病急乱投医，选择有时比努力更重要，选择正确，可以事半功倍！在目前我国现有医疗体系中，与肠癌有关的临床科室主要包括普外科、消化内科、肿瘤科、放疗科、中医科等。肠癌所处的阶段，是患者

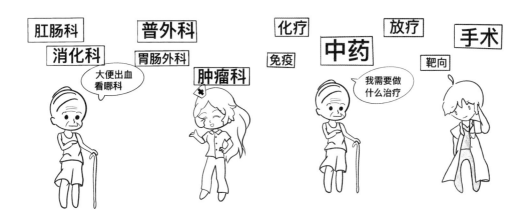

选择就诊科室的主要依据。目前肠癌的预后主要取决于能否采用手术将肿瘤彻底切除，所以发现肠癌后，建议首先到普外科或胃肠外科就诊。胃肠外科是在普外科基础上进一步细分出来的专科，大型医院往往会有独立设置，细化的分科有助于患者得到更专业的救治。而经过外科医生的甄别后，如果肠癌已转移或存在无法手术的其他情况，那么肿瘤内科及中医科都是可以就诊的。另外，随着现代医学的不断进步、各学科的深入交流以及多学科团队诊疗模式的建立，有些大型医院会设置肠癌中心或者针对晚期肠癌的MDT专科门诊（即集成各个相关学科的一站式诊疗服务），使得各个阶段的肠癌患者的就诊更加省时便捷，也更容易获得最优的治疗方式。

56 生了肠癌都要手术吗？

通常来说，患者生了肠癌，大都要手术。因为目前在肠癌的治疗中，手术仍旧是核心手段，只有手术将肠癌彻底切除才是患者获得痊愈的唯一机会，可谓是"自古华山一条路"。除了手术，难道就别无他法了吗？答案是：有！但不多。比如，有些患者非常幸运，肠癌刚出现就被发现了，采用内镜切除就可获得痊愈。严格说来，内镜切除也是手术，只是有别于惯称的手术。还有些患者，虽然是晚期，但经过化疗、靶向治疗、免疫治疗、放疗等综合治疗后，疗效非常好，就有可能获得手术机会，因而得以存活更长时间甚至达到痊愈。所以一旦有机会手术切除肠癌，千万不要犹豫不决。从数据统计来看，肠癌患者中，早期手术根治者，五年生存率可达70%～95%，中期结直肠癌术后五年生存率为40%～60%。如果出现了远处转移，比如肝转移和肺转移，那么就属于肠癌Ⅳ期（晚期），其五年生存率只有10%左右。随着新药的问世，五年生存率逐步提高。或许有一天肠癌患者都能通过非手术方法或者综合治疗而获得治愈，但目前还不能。

(57) 为什么有些肠癌要先照光再手术，不能早点手术吗？

照光就是放疗。随着放疗技术的愈加精准高效，这种主要作用于身体局部而对全身影响不太大的治疗方式，已经成为直肠癌综合治疗中的重要一环。直肠位于大肠的最末端，主要功能是储存大便和排便，是肠癌的高发部位。幸运的是直肠周围的重要脏器比较少，适合照光治疗。术前照光可以杀死和抑制癌细胞，缩小肠癌病灶，有利于更完整地切除肠癌或是将原本无法切除的肠癌变得可以切除。此外，有些非常接近肛门口的直肠癌，一旦手术就不能保留原来的肛门，需要在患者肚皮上再造一个人工肛门，给生活带来的诸多不便可想而知。如果采取先照光并同步联合化疗，待肿瘤缩小甚至达到完全消失，其中一部分患者就可以进行保肛手术，在不“牺牲”疗效的前提下，就有机会不用面临每天更换粪袋的下半生。因此，并不是所有的肠癌手术都是越早越好，“红灯停、绿灯行、黄灯缓”，遵守规则，只有这样，安全才有保障。

(58) 照光能治好肠癌吗？

照光是肠癌诸多治疗方法中的一种，是通过射线来破坏癌细胞的DNA，引起癌细胞的坏死，可称之为“见光死”，效果显著，创伤小，对全身影响较小。对于较晚的肠癌或者生长部位非常接近肛门的直肠癌，往往可通过术前或术后照光治疗来提高疗效，或者将原本无法切除的肠癌变为可切除。另外，还有少数因心肺等功能严重异常无法进行手术的直肠癌患者，可以选择照光治疗。有些术前接受照光加化疗的直肠癌患者，复查磁共振或者肠镜时癌灶找不到了，甚至术后病理也找不到癌细胞，说明有些癌细胞对放疗非常敏感，因而疗效甚佳。大肠其他位置的癌对放疗的敏感性就不如直肠癌，因此，大多不首先选择放疗。

59 既然化疗有效，为什么不多做几次，或一直化疗下去呢？

化疗就是指用化学药物治疗肿瘤，也是肠癌诸多治疗方式的一种，有口服的也有通过血管注射的。其特点是作用于全身，常作为手术前后的辅助治疗，用以提高疗效；或者是作为晚期肠癌综合治疗的主要治疗手段。有些人化疗效果很好，甚至化疗后癌肿会明显变小。此时患者可能认为，既然效果好，多做几次化疗，甚至一直化疗下去，是不是就可以将肠癌治愈了？这种想法可以理解，但并不正确。因为化疗有一定的副作用，而且副作用会累积；此外，癌细胞会逐渐适应化疗药物而产生耐药性，最终导致药物无效。正所谓"见好就收"，方为良策。

60 照光、化疗后还要开刀，不是过度治疗吗？

部分肠癌患者，因病情需要，既做了化疗又照光，而且效果不错，不仅大便正常了，磁共振等检查下来发现，肿瘤也明显缩小了，跟"健康人"差不多了，但医生还是建议他手术。这是过度治疗吗？不是的。这是综合治疗中的关键一环，环环相扣，缺一不可。三种治疗手段各有其特点，如同共奏一首美妙的交响曲。多年大量数据证实，三者共同作用能够最大限度地消灭和抑制癌细胞，提高治愈率。随着近年医学的飞速进步，癌症治疗手段的多样化，除了早期肠癌，不再依靠单一的手术治疗，更多的是采用"多管齐下"的综合治疗方式。尤其是中晚期直肠癌或者低位直肠癌，术前照光加化疗可以缩小肿瘤、提高手术切净机会、降低手术难度、提高保留肛门机会，这种综合治疗方式是典型的协同作战方式，效果最佳。

(61) 照光、化疗后再开刀，人吃得消吗？

这个问题因人而异，不能一概而论！

照光、化疗后手术主要针对中晚期肠癌患者，他们往往担心，综合治疗、多管齐下，会把原本就不佳的身体击垮。其实，大可不必杞人忧天。医生会综合患者的年龄、体能状态、血液化验指标等对患者进行客观的、科学精准的评估。如果患者的年龄较大或者有非常严重的内科疾病，比如心衰心梗、严重肺气肿、尿毒症等，综合治疗可能会造成严重并发症，甚至危及生命，那么医生会退而求其次，选用或者舍弃某种治疗方法，甚至放弃创伤性治疗而选择随访和观察。其实选择先照光、化疗再开刀的治疗方案，目的还是为了获得更好的疗效。多重综合治疗可能会对人体造成一定的损伤，这不过是“黎明前的黑暗”，能坚持下去的话，就有机会享受那温煦阳光！

(62) 手术后为什么还要再做化疗、靶向治疗？

肠癌分为Ⅰ、Ⅱ、Ⅲ、Ⅳ期，通俗地说就是早、早中、中晚、晚期，数字越小代表肠癌发现得越早，治疗效果就越好。经过手术切除后，除了比较早期的结直肠癌（Ⅰ期和部分Ⅱ期），其他分期患者术后都要再做化疗，称之为术后辅助化疗，那些有周围淋巴结转移（Ⅲ期）和远处转移（Ⅳ期）的患者在化疗的同时，可能还要联用靶向治疗来提高疗效。那么，为什么明明已经做过手术了，还需要后续治疗呢？因为现代医学认为，癌症从根本上说是一种全身性疾病，并不是局限于某一个地方生长的肿块，有些癌还没长多长时间，就开始转移，长途跋涉“迁徙”到身体其他地方“定居”并“繁衍”，但是CT、磁共振等检查只能查出“繁衍”长大到5mm以上的癌，太小的话就可能被漏掉。所以即使做了手术，术后的病理检查显示癌已经向外“迁徙”时，就要进行后续的化疗或者联合靶向治疗来杀灭及抑制已经跑出去的肿瘤细胞。这样的综合治疗，弥补了手术治疗的不足，起到锦上添花的作用，最终能达到1+1大于2的效果！

是不是所有方法都用上疗效会更好些？

各种针对肠癌的治疗方法，就好比战争中的各种武器。用什么"武器"或几种"武器"来杀死癌细胞，需要结合患者的身体条件、肿瘤部位、肿瘤分期以及术后病理的特征等多种因素。治疗手段也各有其优缺点。一般来说，手术和照光治疗范围比较局限，对全身影响小一些，而化疗、靶向和免疫治疗则属于全身治疗，适用于中晚期的肠癌患者，早期的肠癌只需要手术就够了，过度全身治疗反而会打击患者的战斗力（免疫力），带来更多的不利影响。靶向和免疫治疗有一定的适应证，需要结合手术后患者的基因表达来选用，否则可能劳民伤财，得不偿失，恰似饮酒，少喝怡情，多喝伤身，绝非多多益善。

发现肠癌时就有肝转移，还有必要开刀吗？

不少患者查出肠癌时就已经发生肝转移，这属于晚期（Ⅳ期），其治疗需要根据情况区别对待。如果转移的癌细胞比较局限，医生评估认为可以直接手术切除（同时切除或者分次全部切除），那么手术是有效而且必要的，配合后续综合治疗，有望取得较好疗效。但是大多数的肠癌肝转移患者转移的肿瘤往往是多发的或者巨大的，无法切干净，此时则以化疗、靶向治疗及免疫治疗等全身治疗为主，达到限制癌细胞生长、延长患者生命的目的。其中部分患者经过全身治疗后可能转化为有机会手术治疗，这时仍需要手术。还有一些进行综合治疗的晚期肠癌患者，在治疗期间出现肠穿孔、出血、梗阻等危急情况，数据显示大约有15%晚期肠癌会出现上述情况，此时为了救命也需要开刀，但并不只是为了切除肿瘤。所以即使是有肝转移的晚期肠癌，有时开刀仍然会很有必要，已是命悬一线，只有开刀才有机会"挽狂澜于既倒"。

肠和肝都做手术切除了肿瘤，医生说"开干净了"，是不是就不会复发了？

肠癌术后是否复发与肠癌的分期有密切关系。肠和肝都有癌细胞，说明已经是晚期，癌细胞并不一定局限在我们可以看得到的地方。医生说的手术"开干净了"，是指肉眼或者说CT可见的癌被切除，但是仍然可能会有癌细胞"漏网"，这时残存的癌细胞如同特务一样潜伏在正常组织中，和医生玩"捉迷藏"游戏。如果手术后不进行任何治疗，残存癌细胞可能又会"茁壮成长"。所以为了"斩草除根"，中晚期肠癌术后患者都要再辅以综合治疗来提高疗效，包括放化疗、靶向治疗、免疫治疗、中医药治疗等，可以有效降低肠癌的复发转移概率。

追悔莫及：
轻信传言，坐失良机

老何年逾古稀，平时每天都要去隔壁公园打太极拳，再和老友们下下棋。他家里住在三楼，一口气跑上去也不带歇一下的，自觉身体不错。半年前他做了肠镜，查出有结肠息肉，没承想切下来的息肉已经恶变，而且分化类型比较差。医生建议他做补充微创手术，就是肚皮上打几个洞，切除一段肠管和周围淋巴结。老何朋友现身说法，自己同老何一样也是肠息肉癌变，做肠镜切除了，现在已经5年了，活得好好的，根本无需大动干戈去做手术切除肠管。经朋友这么一说，本来就畏惧手术的老何心想，反正肠镜将恶变的息肉切除了，应该不会有事。因此，他不同意进一步手术，选择随访。1年后，老何突发肚子痛，休息了几天也不缓解，只好去医院。经过一系列检查，发现原来息肉处又长了个肿瘤，快把肠子堵住了，而且肝脏也出现了问题。老何做了PET-CT证实肠癌复发，伴肝多发性转移，已无手术切干净机会，医生给的治疗方案是先姑息手术然后化疗加靶向治疗。老何百思不得其解，自己做错了什么吗？朋友身上行之有效的方法怎么到自己身上就不灵了呢？……因隐约感觉病情不妙，很多疑问"如鲠在喉"，不吐不快，于是老何同医生朋友畅谈了一次。

66 单纯用肠镜切除，能治好肠癌吗？

是否单纯用肠镜就能治好肠癌，这是因人而异的，而且这种治疗手段只适用于非常早期的病例，并且对内镜医生有一定的技术要求。经过多年发展，内镜诊疗已经从单一检查手段发展成可以进行诸多操作及治疗的手段，单纯用内镜即可将某些局限于黏膜及黏膜下的早期结直肠癌直接切除，不需要再行外科手术以及放化疗等其他治疗。肠癌是否适合

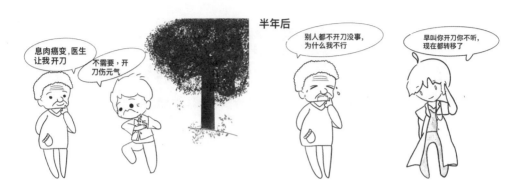

内镜下切除，须由经验丰富的内镜医生决定，总体说来，适合的病例还是不多，只占肠癌中很小的一部分，甚至部分肠癌经内镜切除后必须追加外科手术。"大厦将倾，独木难支"！单纯用内镜切肠癌还没成为治疗肠癌的主流手段。

⑥⑦ 已经用肠镜将肠癌切除了，为什么有人还要再次手术切肠子？

　　人体的淋巴网无处不在，四通八达。除肠腔最内层外，其他各层都在淋巴网的覆盖范围，癌细胞只要接触到淋巴网，就有可能沿着淋巴管道"浪迹天涯"，发生转移。能够用肠镜切除的癌都比较早，可能局限在肠腔最内层，也可能不限于最内层，如果累及了有淋巴网的层次，就需要将切除下来的肠癌拿到显微镜下去查看才能判断。如果癌细胞到了有淋巴网的层次，发生转移的可能性就较大，这就是早期肠癌也可能出现区域淋巴结转移的原因。遇到这种情况，有必要将可能发生淋巴结转移的部位予以切除，相当于坚壁清野，内镜是无法同时切除这些淋巴结的，只有手术切除部分肠管及周围组织才能达到目的。本着"宁可错杀一千，不能放过一个"的态度才可能杜绝后患。

⑥⑧ 开刀会使肠癌扩散吗？

　　肠癌患者虽进行了手术治疗，但仍有超过一半的人会发生转移，人们自然认为手术会导致癌细胞扩散，这看似在理，其实属于"想当然"，经不起推敲。可以说，如果不手术，肠癌几乎100%会发生转移，而且手术医生比患者更加关注预防术中肠癌转移的事。为了最大限度降低手术操作造成癌细胞扩散的风险，外科医生已摸索出一整套行之有效的操作规程，概括出来就是"连锅端"，即手术时不接触肿瘤、率先阻断肿瘤周边所有可能转移的通道、远离肿瘤操作。肠癌术后扩散的主要原因不是因为开刀。

听说年龄越大肿瘤生长越慢，那么高龄肠癌患者是不是可以不开刀？

人的一生会经历从幼年、少年、青年、中年到老年、高龄的过程，自中年以后，人体总体由盛转衰，新陈代谢逐渐由快变慢，相当于一辆驶入漫长上坡车道的车，渐行渐慢、状况频出是它的"标配"。与此同时，中老年人也是肠癌发生率相对较高的人群。年龄越大，确实肿瘤生长相对越慢，癌细胞扩散和转移的速度也相对慢些。因为年龄越大，机体新陈代谢越慢，能提供的生命活动所必需的各种"物资"非常有限，想"奢侈"也是"巧妇难为无米之炊"。由于癌细胞生命力相较于正常细胞更加顽强，能抢到更多的"生活必需品"，因此，高龄肠癌患者其肠癌生长慢，只是相对于年轻人而言，其实肿瘤一直处于"上升"通道，任其缓慢生长，危害更大，最终导致手术机会丧失殆尽。

得了肠癌可以先保守治疗，过段时间再手术吗？

得了肠癌，先保守治疗而不积极就医，对大多数患者来说会是错误的选择！就早中期肠癌而言，采取规范的手术治疗仍旧占据绝对优先的地位，手术可以最大限度地把癌组织清除干净。外科手术根据时间缓急分为急诊手术、限期手术和择期手术三类，标准肠癌手术属于限期手术，也就是说评估后属于早中期的患者都应该尽早手术，时间拖得越久，癌细胞向外生长、"迁徙"到远处去的可能性就越大，手术切不干净癌组织的可能性就越大，疗效就会大打折扣。该手术而不手术，就是"姑息养奸"，必将与最佳治疗时机"失之交臂"，"过了这村，难再有这店"；否则，等来的必然是"噩耗"。只有当病人患有急性心肌梗死等手术禁忌证时才可考虑暂缓手术。

71 听说打洞没有开大刀来得"干净"，是真的吗？

打洞手术就是微创手术，是指利用腹腔镜进行的手术；开大刀是指传统开腹手术。微创手术具有创伤小、疼痛轻、恢复快的优越性。在肠癌领域，微创手术能否进行，取决于手术医生的经验水平和患者身体的具体情况。无论是什么术式，核心问题是癌组织能否切除干净，用最小的创伤达到相同的手术效果是外科的目标，并非为了"打洞"而"打洞"！腹腔镜手术建立在现代最新技术的基础上，有很多的先天优势。好比我们日常生活中，用普通吸尘器或扫帚无法将犄角旮旯的灰尘打扫干净，换成特殊吸头或者长布刷来处理就变得简单轻松多了。同样道理，那些传统开腹手术靠肉眼无法看清的角角落落，在腹腔镜直视放大下会显示得更清晰；开腹难以处理的部位，用腔镜纤细的器械来处理会变得更容易；淋巴结也清扫更彻底。国内开展腹腔镜肠癌手术已经有近30年的历史，现今在肠癌领域中微创手术早已经成为手术主流，大部分的肠癌手术都可以通过"打洞"完成，研究表明肠癌微创手术五年生存率高于传统开腹手术。

72 晚期肠癌已经切不干净了，为什么还有人要开刀？

对于晚期肠癌患者，因为已经无法将其肠癌切干净，医生确实不会将开刀作为首选治疗方式，而是以放化疗及靶向治疗、免疫治疗等综合治疗为主。但是晚期肠癌患者容易出现梗阻、出血、穿孔等并发症，这些并发症发生后，患者生命危在旦夕，随时可能戛然而止。出现这种情况，只有急诊手术才可能挽狂澜于既倒。此外，还有些患者经过反复化疗等综合治疗后，肿瘤相对局限，此时医生也会建议开刀。在这种情况下，如果能够清除大部分癌细胞，并且手术风险和机体创伤都可控时，则手术也是一种相对不错的选择，医生称之为"姑息手术"或"减瘤手术"，属于针对癌细胞的"权宜之计"。开刀不是目的，只是挽救生命、治疗肠癌的一种方法。

⑦ 生了肠癌，医生建议先做放疗，是不是说明已经是肠癌晚期了？

　　近年来，结直肠癌的治疗越发注重综合治疗。随着放疗技术的不断进步，放射治疗已经成为结直肠癌综合治疗的重要一环。对于无法短时间内手术的局部晚期或整体病期偏晚的结直肠癌患者均建议进行放疗，部分患者放疗后可以由不可切除转化为可切除、肛门难以保留转变为有机会保肛，这相当于以退为进，欲擒故纵。部分瘤体较小、分期比较早的低位直肠癌患者，通过放疗可以达到肿瘤完全消失、临床完全缓解，这给有强烈保肛意愿的患者带来了希望，但远期疗效还有待进一步研究。先做放疗，并不是肠癌晚期的代名词。

亡羊补牢：
虽难治愈，但仍能治

老王两年前因患升结肠癌在医院行腹腔镜下右半结肠切除术。术后病理报告显示：组织学分级为中分化；浸润至浆膜层；上切缘（一），下切缘（一），淋巴结（2/32）。医生建议术后辅助化疗半年。老王知道癌症的可怕，因此，遵从医生的安排，克服了各种化疗不良反应，完成了化疗，并定期随访。前几次随访时都平安无事，于是满心欢喜，庆幸自己战胜了肠癌。术后2年再次例行随访，上腹部CT检查发现右肝多发占位，报告显示"肠癌肝转移可能"。老王多次住院治疗，目睹过不少晚期肠癌患者的"结局"，而且结交了不少肠癌病友，深知肠癌肝转移的后果。看到这一复查结果，他深感绝望，甚至有放弃治疗的念头。但转念想想，自己刚退休一年，辛辛苦苦劳累几十年，就这样撒手而去实在心有不甘，总想知道个"究竟"：自己究竟做错了什么导致肿瘤转移？肠癌到底是怎样转移的？肿瘤发生转移是不可避免的吗？还有机会治好吗？再化疗身体吃得消吗？听说有人长了肿瘤并没做治疗就好了，我不治疗会怎样？……

㉞ 为什么手术、化疗都做了，肿瘤还是出现了转移？

恶性肿瘤的可怕之处就在于恶性肿瘤具有"转移性"。所谓转移性，就是肿瘤不仅在其"出生地"发疯似地长大，还要往远处迁徙，并在迁徙地生根、开花、结

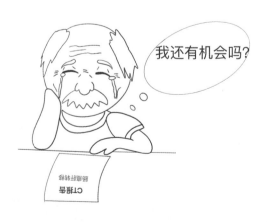

我还有机会吗？

果、繁衍，而且毫无节制，恰似贪得无厌的"侵略者"，永远不会轻易停止侵略的步伐。肠癌转移的原因有很多，主要取决于肠癌本身的恶性程度，即肠癌的分化程度。"分化"是非常专业的医学术语，可简单地理解为同最原始细胞繁殖能力的差异。"未分化"表示与原始细胞繁殖能力无差异，即繁殖能力极强，极容易转移。"中分化"表示与原始细胞繁殖能力的差异中等，即繁殖能力较强，容易转移。老王最开始的病理报告显示为"中分化"，提示其具有较强的转移性。而且，老王手术后标本淋巴结情况是"2/32"，表示从切除的标本中共找到32个淋巴结，其中已有2个出现了转移。因此，老王虽然做了手术和化疗，但2年后仍然出现肝转移的情况并不太过意外。化疗能一定程度地降低肠癌复发转移的风险，但仍不足以杜绝肠癌复发转移，就像门上锁能减少失窃事件，但仍不能杜绝失窃。

㊄ 大肠癌会转移到哪些地方？

肠癌同其他恶性肿瘤一样，具有转移性，即离开最开始的"出生地"，向其他地方开疆拓土，谋求更广阔的生存空间。肠癌的转移，有其基本套路，就像候鸟迁徙一样，虽然路途遥远，有时甚至要飞跃像喜马拉雅山一样的高山，但生存的本能却在引导和促进鸟儿不顾一切向前。大肠癌的转移途径主要有三条：一是借道淋巴管向淋巴结转移；二是侵袭到血管中随血液循环转移；三是穿透肠壁全层长到肠壁外的癌细胞从瘤体上脱落，种植于人体位置相对低的部位，如盆腔等。肠周边的淋巴结、肝、肺、女性卵巢是完成迁徙的肠癌细胞所喜欢的"新家"，它们会在这些地方"茁壮成长"为"大块头"，医生分别称之为肠癌淋巴结转移、肠癌肝转移、肠癌肺转移、肠癌盆腔转移。肠癌最开始生长的部位不同，发生远处转移的"新家"也不一样。

㊅ 开刀医生说"淋巴结阳性"，是代表有转移吗？

对肠癌患者而言，医生说"淋巴结阳性"，表示手术切除下来的肠癌标本里找到了肠癌细胞侵犯淋巴结的确切证据，即显微镜下从淋巴结中发现了肠癌细胞，这当然是转移，医学上称之为肠癌淋巴结转移。淋巴结是大家既熟悉又陌生的名词。正如江南大地拥有由水渠、河道、池塘、湖泊组成的密集水网系统，人体亦是如此，也存在着由毛细淋巴管、小淋巴管、粗淋巴管、淋巴结构成的复杂淋巴网系统，几乎遍布全身每个角落。淋巴液、淋巴细胞在淋巴网内穿梭流淌、驻扎值守，负责将营养物质回收，将衰老、坏死、蜕变的人体细胞及侵入人体的"异物"甄别出来、清理出去，承担着复杂而繁忙的输送、警戒、捕获及清除职责。肿瘤细胞属于人体的"异物"，本来理应归于被清除之列，但有时也难免出现"老虎打了一个盹"，肠癌细胞就伺机借道淋巴管，在淋巴结内安营扎寨，最终形成"肠癌淋巴结转移"这一既成事实。

⑦ 怎么样才知道其他地方有没有癌转移呢？

"转移性"是恶性肿瘤的天性，肠癌不是善类，具有很强的转移性。即使是早期肠癌，或平安无事5年以上的肠癌，也有发生转移的可能。因此，一旦罹患肠癌，终生都得记住"转移"二字。肠癌发生转移还是有一定规律的。多数术前无远处转移的肠癌，其转移发生在术后2～3年内；5年后发生转移的可能性很小；早期肠癌发生转移的可能性也很小；手术时已有淋巴结转移的肠癌术后发生进一步转移的可能性相对较大。肠癌远处转移部位多发生在肝、肺、卵巢；而且一旦发生转移，或多或少还是有迹可循的。俗话说得好，"兔子的尾巴难藏住"，"再狡猾的狐狸总难逃过有经验猎人的眼睛"。要想知道肠癌是否转移到了其他地方，应该注意以下几点：一是重视。患有肠癌，就有发生转移的可能，大意不得。二是定期随访。肠癌的随访依肠癌分期、治疗方法、身体状况等不同而略有差异，患者要清楚知道自己的"随访日历"，并遵照执行。三是关注身体的变化。如果出现莫名消瘦、腹痛、腹胀、大便规律改变等疑似转移的症状，需找有经验的专科医生进行咨询。有条件者，可进行有一定针对性的体格检查。其中无创便捷的检查如大便隐血试验、肝脏及卵巢B超、血癌胚抗原（CEA）等可适当多查；有一定创伤或相对困难的检查如肠镜、增强CT等根据需要进行。四是要将病史资料保管好。对于一些关键数据如 CEA 等可绘成图表，进行动态观察，静观其变，这将有助于医生从大量信息中发现蛛丝马迹。总之，要知道肠癌是否转移并不是件简单的事。

㉘ 肠癌转移能防得住吗？

防止肠癌转移是肠癌患者、亲人及治疗医生的共同心愿。但往往理想很丰满，现实很残酷，一半以上的肠癌患者都会面临转移的困扰。肠癌的转移恰似防洪大堤出现渗漏、管涌等险情，进一步发展，必然会导致溃堤、决口的发生，人民生命安全亦受到威胁。为了保护人民生命安全，政府会投入大量人力、物力和财力，期望安全度过汛期。而一旦大的"洪峰"形成，即使固若金汤的大堤也会出现"险象环生"的局面，甚至会出现决口。可见，危险总是无处不在，防不胜防。肠癌的转移，亦是如此，受到多种因素影响。肿瘤本身的特性、患者身体状况、治疗经过及生活习惯等，都可能会影响肠癌的远期疗效，即决定着是否发生肠癌转移。真正做到"百密而无一疏"实在不是一件容易的事。因此，肠癌发生了转移，并不一定是谁的错，大可不必怨天尤人。

㉙ 已经肠癌肝转移了，做手术还能治好吗？

得知肠癌肝转移时，患者第一反应可能是六神无主、烦躁和疑惑不解，以为天塌下来了，来日不多了。其实，就算肠癌发生了肝转移，也并不代表"末日降临"。肠癌肝转移的治疗方法很多，手术切除转移到肝的肿瘤后，部分患者还有机会获得"痊愈"，五年生存率还不低。因此，有机会手术的患者不要轻易放弃手术。肠癌肝转移后的手术治疗，有些类似于"文物修复"，虽然心灵手巧的大师可以做到"修旧如旧"，有时甚至足以"以假乱真"，但要"复原"到未损伤之前，还是不太现实。因此，肠癌发生肝转移后，虽然手术、放化疗等多管齐下有将其治愈的可能，但前提是既要遇到具有化腐朽为神奇的"大师"，还要有能够实施精雕细刻的"底板"。如果已是"朽木"不可雕，结果往往不尽人意。

⑧⓪ 肠癌肝转移，除了手术切除，还有其他办法吗？

肠癌发生肝转移的情况很多，从发生肝转移的时间上进行区分，主要有两种情况：一种是肠癌手术还没做，刚诊断肠癌就发现伴有肝转移，称之为同时肝转移；另一种情况是肠癌术后，甚至化疗等其他方法都用过了，还是发生了肝转移，称之为肠癌术后肝转移。因此，是否需要手术切除"肠癌肝转移"中肝脏上的转移癌不能一概而论，需区别对待。基本原则是有机会手术自然不要错过。除手术切除外，有些方法能部分替代手术，如射频消融、放射性同位素治疗、栓塞治疗、冷冻治疗以及最近几年火起来的靶向治疗等。具体采用何种治疗方法，需统筹考虑。每种治疗方法都有其适应证，既有各自优势，也存在一些不足。可谓是"条条道路通罗马"，方法本身无好坏之分，适合的就是最好的。

⑧① 肠癌转移到肝脏上的肿瘤切除后，还要做化疗吗？

肠癌肝转移目前的治疗方法很多，采用手术切除转移到肝脏的肿瘤仍然属于积极而有效的治疗策略，建议首选。理想的手术可以将转移到肝脏的肿瘤全部切除，甚至术后通过多种检查也找不到肿瘤复发的踪迹。医生之所以仍建议术后做化疗，是因为既然肠癌转移到了肝脏，就属于远处转移，已经不单单是局部问题，而是全身性问题了。将肝脏上的转移癌切除固然重要，但切除肝脏上的癌，还是属于局部治疗，而且切除范围大多限于肉眼可见处，但肉眼可见的转移癌往往只是冰山之一角，还有很多可能残存于血液中的癌细胞通过肉眼根本无法识别，因此癌细胞死灰复燃的风险仍然很大。这个时候需要发扬"痛打落水狗"的精神，希望应用化疗药将肉眼难以看到的癌细胞收拾干净，以求长治久安。

⑧② 肠癌肺转移，该怎样治？还能治好吗？

肺是肠癌发生远处转移的常见部位。一旦出现肠癌肺转移，提示肠癌已扩散。肠癌发展到肺转移，属于血液循环转移，其发生绝不是一天两天的事，所谓"冰冻三尺，非一日之寒"，只是癌细胞"保密"工作做得好，伪装没被揭穿，逍遥自在，最终"漫山遍野"，一发而不可收拾。好比有毒有害物质一旦弥散到大气中后，形成大气污染，要治理绝非易事。同样，肠癌肺转移后想要治疗，不比治理大气污染简单。虽然可以采用手术、化疗、靶向治疗及中医药等多种治疗方法，但疗效仍不尽如人意。

⑧③ 如果不做治疗，任肿瘤长下去，有生命危险吗？

肿瘤一旦在肠道内出现，因其具有"破坏性""侵袭性"的天性，绝不会安分守己。如果患了肠癌而不进行有效治疗，让肿瘤顺其自然长下去的话，肿瘤会毫不留情地肆意妄为，既会堵塞肠道，形成肠梗阻，又会造成肠道出血，还可能导致肠穿孔，后果严重程度可想而知，真可谓"树欲静而风不止"。因此，罹患肠癌，不可心存幻想。"与狼共舞、与虎共眠"就是在玩火，虎狼终将露出其狰狞面目，索人性命。

社会上流传着一些患癌不治疗而癌细胞神奇消失的案例，但这种案例绝不可信。如果真有，顶多是未经病理确诊的"癌症"，并不是真正的癌症。

穷寇勿追：
过度治疗弊多利少

老潘从某国企中层管理岗位退休不到两年。退休之初，老潘常感腹部胀痛不适，吃得少一点才舒服些，自己及家人都以为是犯了"退休后综合征"，就没当回事儿。后来他的身体越来越虚，连走路快点都觉得有些吃力，又偶然发现大便发黑，才到医院看病。经过肠镜、磁共振等一系列检查，他被诊断为结肠肝曲恶性肿瘤，伴肝、肺、腹盆腔转移。老潘不敢相信自己会生肠癌，更不相信一发现就是晚期，家人也是将信将疑。老潘心想，生肠癌只要开刀就好了，身边有不少这样的例子。因此，他拿着检查结果到处跑，找专家，托熟人，一心想着早点手术把肿瘤切掉。但医生的意见似乎倾向"保守"治疗，没有医生答应给他做手术。老潘很是纳闷，甚至想到外省或国外去"开刀"，但又担心舟车劳顿吃不消，抱着"试试看"的想法，他找到了比较信任的胃肠外科医生，提了一堆问题，想知道其中的"奥妙"。医生告诉老潘及家人不建议手术的道理是：不宜追穷寇，此时开刀，属于过度治疗，弊多利少。

84 ## 肠癌发生肝、肺、腹和盆腔转移了，怎么就不能手术了？

医学上将肠癌分为早、中、晚三期。如果肠癌已经伴有肝、肺、腹腔和盆腔的转移，说明已经是晚期，属于

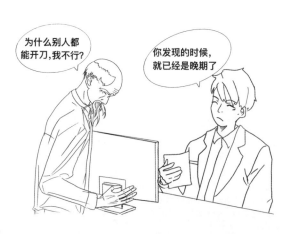

全身性问题，不单单是肠子局部的问题了。手术技巧再高明的医生，也无法通过手术解决全部问题。而且，手术本身对人体有一定的创伤；手术过程中需要麻醉；短时间内无法进食、下床活动不便；切口可能疼痛、感染；还可能发生出血、肠麻痹、肠梗阻等并发症。因此，这个时候选择手术就一定要慎重了。因为理想的手术目的是将肿瘤斩草除根，好比移栽一棵树，如果树小，其根系还不太发达，移栽时将树兜周围一定范围内的泥土一起打包，可做到基本不损伤树的根系，此时移栽，成功率很高。但如果已经是参天大树，要基本不损伤树的根系将树兜周围一定范围内的泥土一起打包，几乎不可能，因为范围实在太大，此时如果强行移栽，只能勉强打包，草草收场，结果必定是"劳而无功"。同理，肠癌已经伴有肝、肺和腹膜多处转移，相当于已长成了"参天大树"，勉强手术，要么手术创伤太大，术后人活不过来，要么肿瘤残留太多，跟不切没什么差别，甚至还会发生并发症，比不手术更糟糕，这方面有不少惨痛教训。因此，但凡有经验的肿瘤外科医生，都不会开这种刀，这才是真正替患者着想。

85 不能做手术了，是不是就只能坐以待毙？

肠癌能不能手术治疗不是轻易能下的结论，须由具备丰富临床经验的胃肠外科医生与肿瘤内科医生、放疗科医生等多学科专家共同讨论，综合患者的肿瘤生长部位、分期、年龄、身体基础情况等多种因素，权衡利弊后才能得出结论。听到"不能做手术"后，不能一概认定就是"末日"来临了，因为所谓"不能做手术"只表示医生认为暂时不能手术，或暂时不需要手术，暂时采取其他治疗方法更加合适。暂时不能手术的情况有以下几种可能：一是身患其他疾病会严重影响手术的安全性，如近期发作过急性心梗、心肌缺血或严重贫血的患者。二是肿瘤较大或部位特殊，不能通过手术一次性把肿瘤切除，这种情况需进行"转化治疗"，通过"分步走"的方式来创造手术机会。先让肿瘤变小，然后再把变小后的肿瘤一次性切除掉。三是生长于"肛管"的肿瘤，即"肛门口"处的肿瘤，这种肿瘤对放疗比较敏感，照光甚至就能将它治愈，自然没必要大动干戈。所以，不能做手术了，不是只能坐以待毙。只要一息尚存，一切皆有可能。

86 晚期肠癌怎样治疗才合适？

肠癌的治疗，目前已进入一个相对规范的时代。就算是面对晚期肠癌患者，也不是束手无策，不要轻言放弃，而应去找专业医生寻求帮助，请医生针对目前自身身体情况、肿瘤情况、治疗预期效果及治疗费用等进行综合评估，量身定做一套适合自己的"个体化最佳治疗方案"，正所谓"量体裁衣""私人订制"。在这套个体化治疗方案中涉及的方法有很多，包括手术、化疗、放疗、靶向治疗和免疫治疗等。正所谓"一把钥匙打开一把锁"，所以对于晚期肠癌，患者不能坐以待毙，需要努力去寻找能解开自己病痛的那把神奇钥匙。

87 肠癌没做手术切除，肠子堵住了，该怎么办？

肠道是人体排泄在消化过程中产生的废弃物的通道，类似我们日常生活中常见的"下水道"。下水道不通，后果可想而知，污物、污水不能归位，或是"原路返回"，或是"另谋出路"。因此，污水横流，甚至臭不可闻；只有及时疏通，才可能归于平静。肠癌未进行手术，就意味着肠道随时可能发生堵塞，医生称之为"肠梗阻"。一旦出现这种情况，已经在肠道中的污物、污水就会"另谋出路"，到处乱窜，于是，患者会出现肚子痛、呕吐胃肠内容物甚至粪便、肚子胀等一系列不舒服症状。当务之急便是"疏通管道"。怎么"疏通"？当然是第一时间去医院。医生会根据肠道堵塞的部位、程度等进行治疗，或插胃管，或灌肠，或手术。总之，肠癌将肠子堵住了，容不得半点耽搁。

88 生了肠癌，可以带瘤生存吗？

医学上将肠癌分为早、中、晚三期。如果是早期肠癌，可以通过手术将肿瘤完整切除干净，实现"无瘤生存"，当然首选手术治疗，这是基本原则，也是最有希望获得"治愈"的美好愿望。如果是晚期肠癌，实现

"无瘤生存"既然已是奢求，那么只能退而求其次，谋求"带瘤生存"。癌是我们的敌人，与敌人同住屋檐下，要想彻底相安无事，还真是很难做到。但是，正如当今社会"敌人"虽不少，但通过一系列措施相互制衡，实现敌我"和平共处"还是基本做到了。因此，即使肠癌已经到了无法被"清剿"的阶段，实现和平共处的"带瘤生存"还是有可能做得到的，但前提是要懂得"制衡"之道，出手太狠，可能会导致两败俱伤，甚至同归于尽。

89 看过不少医生，治疗方案都不一样，该听谁的?

患了肠癌尤其是相对晚期的肠癌，患者不想"在一棵树上吊死"，会拿着检查结果到多家医院的多个科室找多位医生诊治，肿瘤科、外科、放疗科、中医科医生都会给出治疗方案，甚至是"五花八门"，很不一致，患者常常感到无所适从。其实，不同学科医生给出的治疗方案不相同，主要原因在于他们是从自己熟悉的学科出发来考虑问题，不存在谁对谁错的问题，正所谓"仁者见仁，智者见智"。这种模式确实存在一定的局限性。为了让患者获得"最佳疗效"，其实医生也不甘心"在一棵树上吊死"，于是"多学科共同诊疗"的模式应运而生。肿瘤内科、外科、影像科、病理科、放疗科等领域的专家共聚一堂，对同一位患者的具体问题进行充分讨论、沟通和论证，集体决策，达成共识。这样一来，无论患者到什么医院哪个科室找哪位医生诊治，医生都可能发起新一轮"六方会谈"。值得一提的是，这种多方会谈需要时间，因此患者要有耐心。

90 化疗时间长了，身体吃不消了，还要坚持化疗吗?

化疗是治疗肠癌的有效方法之一。针对肠癌的化疗药，在杀死肿瘤细胞的同时，也会杀伤一部分健康细胞，并因此而产生比较明显甚至无法忍受的化疗副反应，如恶心呕吐、肚子胀气、胃口差、口舌溃疡、没力气、白细胞减少等，而且这些副反应像滚雪球一样，越滚越大，有人会咬牙坚持，有人会"打退堂鼓"。是否继续"化疗"，不能单凭患者"吃不消"的感觉。对化疗副反应的评估，医学上有很多评价方法，医生会根据评价结果做出相对精准的"定量"判断。能坚持当然要坚持，不能坚持就不要勉强，否则，不顾身体情况强行化疗的话，这次化疗很可能成为"压死骆驼的最后一根稻草"。毕竟勉强坚持化疗也属过度治疗，弊多利少。

一箭中的：

瞄准靶心，精准施治

老李年轻时参过军，而且是连队的"射击标兵"，对于"一箭中的，瞄准靶心"有着深刻、专业的理解。老李转业后在政府机关工作，担任了领导干部，还没退休，就查出患了"结肠肝曲恶性肿瘤"，在三级医院做了肿瘤大手术，切除了"好长一段肠子"。没想到术后一年，又出现乏力、腹胀腹痛。到医院检查后，诊断为结肠癌肝转移、盆腔转移。老李自从得了肠癌以后，就不断学习肠癌防治有关知识，并关注肠癌治疗领域的新进展，期待能彻底战胜肠癌。这次肠癌发生转移后，之前学习到的"靶向治疗""基因治疗""免疫治疗"等概念一股脑地在老李脑海中浮现出来，心想只要应用"靶向治疗"等先进药物，就一定能将肿瘤"一击毙命"，还对健康组织毫发无损，因此，准备寻求"靶向治疗"。但他仍有许多不解之处，于是，想求助于专业医生，希望能真正做到有的放矢，战胜肿瘤。

⑨1 "靶向药"也是化疗药吗？

肿瘤传统而公认的治疗方法主要有手术、化疗和放疗三大法宝，"靶向治疗"是近年出现的新生事物。化疗在肿瘤治疗中的应用已经超过半个世纪，因此老百姓对"化疗"这一名词并不陌生。就使用方法而言，化疗既有静脉点滴，也有口服，都有不少不良反应，使用过的患者及他们的亲属对此都记忆深

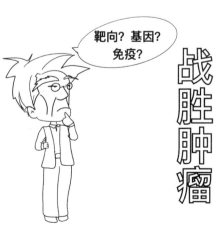

靶向？基因？免疫？

战胜肿瘤

刻。由于靶向治疗使用的"靶向药"也是通过静脉点滴或口服给药，与化疗用药途径一致，因此，可能会产生"靶向药"也是化疗药的错觉，但事实并非如此。药物发挥作用的先决条件是药物能到达病变部位，就如同打仗，大规模杀伤性武器杀伤力虽强大，但可能会大量伤及无辜，不能轻易使用；机关枪扫射也有很大的杀伤力，但有可能只是将敌人射伤而没杀死，还有伤及无辜的风险，因此扫射需谨慎；而狙击枪就不一样，可以通过点射，一击毙命，不大会伤及无辜，效率极高。如果将靶向药与化疗药进行比较的话，化疗药似"机关枪"，靶向药似"狙击枪"。

92 用靶向药一定要做基因检测吗？为什么？

应用靶向药时，有时医生会建议做"基因检测"，检测的目的在于明确准备应用靶向药的患者是否有靶向药对应的靶点。如果有对应靶点，药物就可精准与之结合，相当于点射，一击毙命，且不会伤及无辜。如此看来，基因检测实际上就是用药前进行的可行性论证，如同"婚前谈恋爱"，如果婚前缺乏互相了解，步入婚姻殿堂后亮红灯的可能性就比较大。不进行"基因检测"，"治疗无效"的可能性也会增加。但是有些"闪婚"的婚姻也很幸福，有些靶向药在应用前不做基因检测效果也很好。那是因为，这些靶向药的作用靶点在肠癌细胞上广泛存在，用上去不大会"脱靶"而已。反之，如果准备应用的靶向药的作用靶点在肠癌细胞上仅是少量存在，不做基因检测直接应用的话，"脱靶"的可能性会大大增加。因此，使用靶向药之前是否需要做"基因检测"不能一概而论，需要由有用药经验的医生根据药物本身特性而决定。

93 基因检测怎样做？有意义吗？

人与人之间长相、性格、体质和喜好千差万别，每个人都与众不同，主要原因在于"基因"不同，正是基因的差异决定了人与人之间的差异。之前有很长一段时间，基因被人们认为是难以解读的"天书"。近年，"天书"逐渐被人解读，正如有了"密码本"，"密电"就能破译一样，通过检测肠癌患者的基因，也有可能揭开肠癌发生发展治疗中的很多秘密，靶向药就是出现在基因检测的基础上。基因检测是用现代生物学技术获取人体的基因信息，将获取的基因信息与已建立的基因库比对，从基因层面识别出现异常的基因，进而寻找肠癌患者的基因特征，为精准靶向治疗提供依据。目前肠癌患者进行靶向治疗前的基因检测一般通过收集以下标本进行：① 肠癌组织，以近期新鲜的肠癌组织为佳，通常如一粒黄豆大小的组织即可，这种样品基因检测准确性和阳性率最高，作为临床首选。如果是几年前保存的肠癌组织，检测准确性和阳性率会受到一定影响。② 含有肿瘤细胞的胸水和腹水。③ 2 mL左右的血液。基因检测相当于驾驶员给车辆安装导航系统，有了导航，开车就会准时、安全、快捷得多。因此，基因检测对于评估肠癌复发转移风险、选择用药尤其是靶向药、预测治疗效果等，都有重要意义。

94 为什么我生的是肠癌，他生的是肺癌，我们用的是同一种靶向药？

假如以癌细胞为靶心，靶向药就是飞向靶心的炸弹。用药后，在不影响其他细胞的情况下，精准定位于癌细胞并将其清除的治疗方法被形象地称为靶向治疗。应用靶向药物的关键在于癌细胞上是否有靶向药对应的靶点，如果有，就可用。肠癌与肺癌，表面上看起来风马牛不相及，但本质都是癌，从癌细胞的层面而言，二者可能存在共同的基因突变，即有共同的靶点，因此，就可以使用同一种靶向药。这恰似旱季到来之后，无论动物还是植物都处于缺水状态，缺水则补水，虽然动物和植物并不是一个物种，但是补水既能拯救动物，也能拯救植物，二者都能获益。这就是肠癌和肺癌有时可用同一种靶向药的道理所在。当然，并不是所有的靶向药都可以同时适用于多种癌的治疗。

95 靶向治疗、免疫治疗和化疗有什么区别？

靶向治疗、免疫治疗和化疗都是目前恶性肿瘤的"法宝级别"治疗手段，但是三者有很大区别。

先说化疗药，它在肿瘤治疗中广泛应用，相当于一挺机关枪，判断是否开枪的依据是细胞的生长速度。只要生长速度快的细胞都会受到攻击，相当于扫射，有些正常细胞的生长速度也很快，结果也被这挺厉害的机关枪射杀了，这就是我们经常说的化疗副反应，比如恶心呕吐、肚子胀气、不想吃饭、掉头发等。因此，是否适合化疗需要专业医生依据患者具体情况进行综合评估后来决定。

再说靶向药，它的精髓在于"靶向"二字，好比一挺狙击枪，对准目标，精准射击。狙击枪射击的依据是恶性肿瘤细胞表面的特殊蛋白质，可以理解为一种特殊符号，只要看到这种特殊符号，就毫不犹豫地进行射击，一枪毙命，还不伤及无辜。但是，它也不是十全十美的，毕竟不是每个肠癌患者都有能够匹配的特殊符号。缺少特殊的符号，再好的狙击枪和狙击手也无能为力。还有一点，靶向药在治疗过程中不能随意停药，一旦停药，恶性肿瘤容易反弹。

免疫治疗扮演的是"吹哨人"角色。人体具有完善的免疫系统，能够识别"异己"并加以清除。癌细胞，就像是变节的"叛徒"，因其是由正常细胞突变而来，对免疫系统知根知底，极具"欺骗性"，导致免疫系统对它不闻不问，成了熟睡的"哨兵"。免疫治疗药本身不能直接杀死肿瘤细胞，但它可以通过唤醒体内的"免疫大军"恢复免疫系统的功能，让"免疫大军"不再"光眼瞎"，识别、标记已成为异己分子的肿瘤细胞，并对其发起攻击，一举歼灭。不难看出，免疫治疗比靶向治疗的使用范围广一些。

靶向治疗、免疫治疗和化疗都被广泛应用于肠癌的治疗，应用得法，都行之有效。虽然癌细胞过于狡猾，至今仍未被彻底攻克，但肠癌的总体疗效还是有一定提高，曙光初现，胜利在望。

96 靶向药贵吗？能报销吗？

靶向药的出现，可用"一将功成万骨枯"来形容，极其不易。科学家先要找到癌细胞突变的基因，然后筛选作用于该基因的分子，在理论上论证其疗效后，再用癌细胞进行实验，细胞实验取得成功后，后续才能在动物身上试验，如再获成功，才能在科学严谨的设计下，在人身上进行研究论证。"人命关天"，整个研发过程环环相扣，不能有丁点差池，否则，将是前功尽弃。因此，最终能成功走到终点、获得新药证书的靶向药不过是万里挑一的"幸运儿"，前期需要投入巨大的人力、物力、财力，这就决定了其价格不可能低廉。幸运的是，政府为了让患者获得更好的治疗效果，在控制药价方面做了大量工作。某些肠癌靶向药已经纳入一些地方医保，只要患者符合相关条件，就可以走报销流程。目前可用于肠癌的靶向药品种较多，能否由医保或商业保险支付，因患者本人的医保类别、地区等差异存在很大不同，需向当地相关部门进行具体咨询。

⑨⑦ 靶向治疗、免疫治疗有副作用吗？

靶向治疗、免疫治疗都要用到药，即靶向药和免疫药，俗话说"是药三分毒"，没有只有治疗作用而没有副作用的药物，人参吃多了还可能会导致"上火"。不管是靶向药还是免疫药，在发挥治疗作用的同时，均有可能产生一定的副作用。比如肠癌使用靶向药常见的不良反应有皮肤出疹子、高血压、蛋白尿、肝功能损伤、手足异常表现（如手足皲裂、皮肤疱疹、皮肤疼痛等）；肠癌使用免疫治疗可能出现的副作用有皮肤不适、拉肚子、肝脏受损、肺炎、甲状腺功能障碍等。尽管以上治疗药物可能会导致种种副作用，但是由于药物在临床应用前都进行过长时间的研究和论证，一般来说，其安全性还是有保障的，出现不良反应不过是"白玉有瑕"，并无大碍。

⑨⑧ 进口药、国产药、仿制药、原研药都有什么区别？如何选择？

进口药、国产药、仿制药、原研药这些名词是基于药物出产地、生产厂家、首次应用时间等信息称呼药物时产生的"绰号"，而不是药物真名。由于历史原因，我国的制药业起步较晚，与世界先进水平存在一定差距，肠癌治疗的靶向药、免疫药大多由国际上大型制药企业首先研制、生产、推广及应用。最开始研制并生产出来的药品称为"原研药"，往往价格不菲；药品专利保护期过后，其他企业参照原始工艺生产出来的药物称为仿制药，仿制药的生产企业因为省去了药物前期的研发过程，价格自然也便宜。理论上，仿制药通常可以与原研药互换使用。进口药是由境外生产的药物，可以是原研药，也可是仿制药，但以原研药为主，因为仿制药就没必要进口。换种说法，也可以将进口原研药理解为"奢侈品"，国产仿制药好比"普通商品"，实用性都差不多，主要还是依据自己的经济状况和主观意愿进行选择。

99 听说××医院有最新靶向药物的临床试验，值得去参加吗？

药物临床试验是在前期动物实验证实安全有效的基础上，进而在人体（患者或健康志愿者）验证新药安全性和有效性的相关研究。药物临床试验获得的宝贵信息，可以成为新药正式用于临床治疗疾病的科学依据。新药临床试验管理非常严格，需要获得国家有关部门的许可。新药许可证不易获取，在具备良好前期研究结果的基础上，还必须通过伦理论证。新药临床试验将患者的利益放在首位，也不是随便谁都可以参加，受试者招募也有一系列入选条件，并需要签署一系列文件。新靶向药效果如何，使用之前没人能说得准。"欲知梨滋味，务要亲口尝"，有意者不妨一试。

100 某种新靶向药仅国外有，有必要出国治疗吗？

靶向药因"靶点准，疗效佳"，目前越来越受到临床医生和患者的信赖和认可，一般只要基因检测结果符合靶向药用药指征，只要财力允许，很多医生和患者都愿意尝试。但是，有一些刚刚上市的靶向药，可能目前国内没有，只有国外有，让很多患者犹豫是不是要去国外治疗。在决定之前，有必要先弄清楚几个问题：是否符合新靶向药的适应证、经济上是否能承受、身体情况是否允许等。此种情况有些类似自费出国留学，不要盲目跟风，而要有明确目的、对自身情况要进行准确评估、对可能存在的风险及可能发生的意外都要做好预案。"在家千日好，外出一时难"，身处异国可能更是难上加难，不可头脑发热冲动行事，功课做足再做决断。

101 什么是免疫治疗？市面上火爆的"PD1"，对肠癌患者有用吗？

免疫是一个内涵丰富的概念，所谓"免疫治疗"，主要是唤醒人体处于"猫鼠共眠"状态的免疫系统，发挥其固有的识别"异己"、清除"异己"的威力，不再继续错把敌人当朋友，重振识别和清除敌人的威武。目前市面上火爆的"PD1"属于免疫检查点抑制剂，相当于将捆住"拳击手"双手的绳索解开，让"拳击手"的铁拳重新发挥威力。"PD1"应用于临床后，叫好声一片，甚至某些恶性肿瘤能够被它降服，在肠癌领域应用也取得了骄人的成绩，正所谓"踏遍青山人未老，风景这边独好"。但是，需要说明的是，"PD1"不是对抗肿瘤的万能神药，它有自己的适应证，应用之前最好能做基因检测，明确是否存在捆住"拳击手"双手的绳索，否则无绳可解，应用"PD1"治疗也难以获得满意疗效。

part 5

护理篇

流水不腐：

生命在于运动

张先生被诊断为肠癌，刚做了微创手术，术后第一天，医生就鼓励他下床活动，但张先生不敢，他担心刀口还没有长好，活动了会裂开。医生再三鼓励，他总算是下了地，但心中犯咕哝：我刚做了手术，不是应该多卧床休息吗？身上还插着管子，下来活动也不方便，万一弄破刀口流血怎么办？影响身体恢复怎么办？护士看出了他的担心，耐心细致告知："您放心，我们会帮助您循序渐进地进行下床活动，刀口与引流管我们都会帮您处理好，您不用担心，这方面我们有经验。常说生命在于运动，慢慢地您就会适应，体会到手术后早期适量运动的好处的。"

102 手术后第一天就下床活动，刀口会裂开吗？

肠癌手术属于腹腔手术，刀口大多在腹壁即肚子上，无论刀口是大是小，医生都会缝合，而且人体有很强的修复能力，一旦出现伤口，就会通过再生、长肉来修复。腹壁刀口裂开的原因，主要是刀口愈合延迟、腹腔压力增高。下床活动有助于肠功能恢复，促进肠道排气，避免腹胀，降低腹腔压力，还能增加腹壁肌肉的血液循环，促进刀口愈合，降低刀口裂开的风险。因此，手术后下床并不会直接导致刀口裂开。就像车轮胎爆胎，很少再次发生在曾经修补过的部位一样，医生用缝线缝合过的刀口，

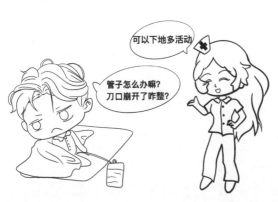

可以下地多活动

管子怎么办嘛？刀口崩开了咋整？

不会轻易裂开。况且，现在肠癌大多采用微创手术，腹壁切口很小，术后腹腔压力升高、刀口延迟愈合的风险大幅降低，发生刀口裂开的概率几乎为"零"。

⑩ 手术后身上插着几根引流管，能下床活动吗？

能下床活动。各种引流管会根据手术不同情况留置一定天数，不同部位的引流管作用也不同。比如腹腔内引流管是用来排出手术后体内残留的瘀血、淋巴液、冲洗液等，通过活动更利于引流，防止术后感染，促进刀口愈合。手术后护士会固定好引流管，避免牵拉滑脱。患者下床活动前，先倾空引流袋内的液体，并将引流管固定在衣裤的下方后，就可在他人陪护下下床活动。

⑩ 手术后体力还没恢复，多躺着休息不行吗？

在传统的观念中，很多人认为手术后元气大伤，应该多休息调养，而实际情况并不是这样，很多手术后不舒服的感觉都是"睡"出来的。我们的祖先很早就告诉我们"久视伤血、久卧伤气、久坐伤肉"。我们的身体需要能量，血液就是将能量运输到身体各个部位的"快递小哥"，长时间"卧床睡觉"会使得新陈代谢减慢。血液流动的速度减慢，肌肉能量供应不足就会导致腰酸背痛、全身无力；大脑能量供应不足就会导致头昏脑胀；胃肠等器官能量供应不足就无法正常工作，出现腹痛、腹胀、恶心等不舒服的表现。俗话说，"宝剑不磨会生锈"，说的就是静止时间长了会产生不良后果。当然，这并不是说手术后需要大量的活动，而是应该劳逸结合，在自己能够承受的范围内适度的运动才是最有利于手术后的身体恢复。

⑩ 术后"早活动"会导致癌症扩散吗？

动，是生命的本质特征之一，一息尚存，活动就不会停止，手术后躺在床上静养，似乎没动，其实，心、肺、脑、肾等都在一刻不停地工作，甚至很忙碌。处于冬眠期的动物，看似处于绝对静止状态，但生命活动并没有停止，冬眠过后，往往会瘦一圈。肠癌手术后，"早活动"是指早恢复肢体的活动，不过同内脏活动相比，这些"动"更易看到、感觉到。都是动，如果活动会导致癌细胞扩散，那说明扩散不可避免。其实，癌症扩散就是医学上指的癌细胞转移，其发生机制非常复杂，但与活动、运动无任何关系。

106 手术后早期活动有什么好处？

"牵一发而动全身"，从字面理解，说的就是即使是某一局部的活动，也会带动全身跟着一起动起来。手术后早期下床活动，可以增加肺活量，有利于痰液排出，防止肺部感染；能促进肠功能的恢复，帮助患者尽早肛门排气，减轻术后腹胀，恢复食欲，预防肠粘连的发生；早期下床活动可以促进血液循环，避免下肢深静脉血栓的形成，进而避免出现肺栓塞等严重的并发症；能使刀口局部血液循环加速，促进刀口附近炎症的消退和伤口的愈合；能增强信心，对于缓解术后焦虑和抑郁有积极作用。

107 手术后该怎样活动最利于康复？

术后活动时需要注意循序渐进，遵循下床活动六部曲：① 床头抬高30°，头部及手部关节活动。② 床头抬高60°，活动下肢，保持3～5分钟。③ 坐位保持3～5分钟，活动上肢及肘关节。④ 床边坐，双脚着地支持身体重量保持3～5分钟。⑤ 床边站立，原地踏步3～5分钟，没有不适可以尝试行走。⑥ 扶墙缓慢行走5～10分钟，以不感觉疲劳为宜。如果在活动过程中感到疲劳、气促等，应先休息，待体力恢复后再下床活动。根据患者的恢复情况，活动时间可以逐渐延长，活动次数逐渐增加。活动时需家属陪护，防止跌倒等意外情况的出现。活动形式不重要，类似于幼儿学步，从坐到爬，再到站立、行走。

108 手术后刀口不动不痛，活动了会痛得厉害吗？

适当的活动不会引起剧烈疼痛。虽然手术可能切割了皮肤、肌肉、脏器，会造成一定程度的损伤，但这种损伤是在医生精心安排、患者充分准备下进行的，相对而言，损伤较轻，不大会痛，就好比人从稍高处跳下和摔下，造成的损伤大不一样。手术后的疼痛一般随着时间的推移而减轻，活动时采取适当的保护性措施可进一步减轻甚至消除疼痛。

109 肠癌手术后还能像术前一样运动吗？

肠癌术后因为身体需要一个恢复的过程，所以早期可以选择舒缓的运动，以慢走、打太极拳为主。术后2～3个月后，体力逐渐恢复，伤口也愈合得更好，此时可以进行一些不激烈的有氧运动，如打太极拳、快走等。半年后，人体基本能恢复到术前状态，"外甥打灯笼——照旧（舅）"。

110 适合肠癌术后的运动有哪些？

肠癌术后的运动方式，依手术方式、术后恢复的情况、术前的运动习惯等不同而异，不要急于求成。一般术后6个月后才可以进行耐力性运动，如慢跑、徒步、骑自行车、游泳、打乒乓球等。不适合需要很强的腰腹用力的运动如网球、举重等，还应避免激烈对抗性的运动如足球、篮球等，确保不增加刀口的负担。在开始运动前，最好去医院运动康复中心或有资质的健身中心做一个体能测试，确定运动的种类和强度，制定适合个体的运动计划。鞋是否合脚只有脚知道，运动是否适合，自己最有数。

无需再忍：
让癌症患者无痛
不是说说而已

王先生年逾花甲，近1年来经常肚子疼，大便好几天才解一次，自己不当一回事。1周前王先生腹胀腹痛加重，来院就诊，医生给他进行了详细的检查，发现乙状结肠有一个巨大的肿瘤，已经把肠子堵塞了，肝脏、腹腔里也发现了转移的肿瘤。医生说现在要做个手术，解除肠道的堵塞问题。手术前麻醉医生告知他麻醉止痛的事宜，让其放心。手术后王先生未感觉到刀口明显的疼痛，安然度过手术恢复期。出院后随着病情的发展，王先生的后背、下腹部总是反反复复地疼痛，疼痛时来点止痛药，不痛就不吃，前前后后使用过塞肛门、口服、注射、外敷等多种止痛方法，但疼痛控制仍不理想。王先生准备用些止痛效果更好的药，但药房工作人员告知他这类药品有管理要求，无法购买。经打听，王先生听说"麻醉药"的止痛效果很好，但又担心会成瘾、产生依赖性。被疼痛折腾得毫无生活质量的他，甚至有些厌世情绪了。家人只好陪同王先生到医院"疼痛科"找医生，就"疼痛"的事，同医生聊了起来。

⑪ 刚手术后刀口、腹部都不怎么痛，是麻药"没醒"吗？

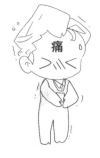
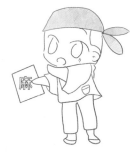

麻醉是为手术保驾护航的，手术结束后，麻醉药物代谢完，患者的意识就逐渐恢复了。手术后的疼

痛通常来自刀口的疼痛或者是胃肠功能恢复后肠窜气引起的内脏疼痛。手术后由于镇痛泵持续给药止痛及患者活动的幅度比较小、活动量少、胃肠功能还未恢复等原因，所以那时会觉得刀口和腹部都不怎么疼痛。

⑫ 等麻醉药效过后刀口会疼痛难忍吗？

麻醉药的使用大幅提高了手术的安全性，扩大了手术的范围，手术不再是"刀割样痛"的代名词。现在，麻醉药的使用，已延续到手术结束后，术后疼痛大多在术后24小时内明显，2～3天后会逐渐减轻。麻醉医生会在患者术后使用"镇痛泵"，就是将设定好浓度与剂量的止痛药放在一个小匣子里，通过"涓涓细流"不断地将少量的麻醉药注入人体内，帮助患者度过疼痛关，因此，术后大多不会觉得疼痛难忍。

⑬ 每个人疼痛感觉不一样，如何表述疼痛的程度？

疼痛是由组织损伤或潜在损伤引起的不愉快感觉及情感体验，也是机体对有害刺激的一种保护性防御反应。疼痛虽是一种客观存在，但带有浓厚的主观色彩，好比"情人眼里出西施"。每个人的疼痛感觉是不一样的，难以准确评估。简单实用的评估方法是数字评估法，患者可根据自己感受，说出疼痛评估标尺上相对应的数字，医护人员就可以知道患者疼痛的程度。对于无法开口说话时，医护人员会让患者指出疼痛评估尺上的面部表情图案，确认疼痛的程度。

⑭ 总是后背痛、腹痛，是用止痛药还是忍痛？

有痛止痛，就如同欠债还钱一样，天经地义。如果疼痛原因明确，又总是感觉到明显疼痛，就不需要忍受疼痛，可在医生的指导下，正确使用止痛药。疼痛会导致血压升高、心率加快、情绪紊乱等一系列改变，严重干扰患者的生活，无论是饮食起居，还是活动社交，都不再正常。止住疼痛，生活就能趋于平静，不再坐卧不安、鸡犬不宁。忍疼痛弊大于利，有痛就要说出来，现在止痛的方法非常多，让癌症患者无痛不是说说的。

⑪⑮ 一直使用止痛药，效果会越来越差吗？

关于止痛药的使用，医生会严格遵循用药规则，兼顾安全、有效、便捷，即使长期使用止痛药，也不会发生止痛效果越来越差的事。可供医生选择的药物很多，医生会根据反馈的止痛效果，调整用药品种、剂量、给药方法等，正所谓"魔高一尺，道高一丈"。

⑪⑥ 使用止痛药是不是会上瘾？

所谓上瘾，是指精神上对某东西产生依赖，如香烟、酒，甚至打麻将、跳舞，都可能上瘾。部分止痛药属于医学上说的"精神药品""麻醉药品"范畴，提示可能具有一定的成瘾性，但只要在医生的指导下正确使用，是不会让患者上瘾的。

⑪⑰ 塞肛门、口服、注射、外敷，都说能止痛，哪个效果最好？

塞肛门、口服、注射、外敷，这些方法都能将有效的止痛成分送达人体内，发挥止痛作用。这几种方法的差别在于所用止痛药的止痛成分不一样、吸收途径不同、开始起效的时间各异，只要选择使用合理，都能取得满意的止痛效果，好比吃蛋，鹅蛋、鸡蛋、鸭蛋、鸽蛋，煮、煎、蒸、炒都行，都能为人体提供丰富的营养。

⑪⑧ 为什么不痛的时候也要按时使用止痛药，不可以停用吗？

肠癌患者如果只是出现一过性疼痛，经治疗后不痛了，当然可以不用止痛药了。因为这种"不痛"，表示导致组织损伤或潜在损伤已经不再持续，所谓"不见兔子不撒鹰"，兔子没了，当然没有再撒鹰的必要。如果兔子只是藏到了地洞中，过一会儿还会出来糟蹋庄稼，那就不能就此罢手，否则，该出手时不出手，兔子出来糟蹋庄稼是必然的。如果肠癌患者已属晚期，癌细胞没有也无法被彻底清除，意味着引起组织损伤或潜在损伤已经不可能避免，疼痛必然会再次发生，暂停使用止痛药是错误的选择。止痛药从使用到起效是需要时间的，等到痛了再用，必然是要忍痛一段时间了，也会让人质疑止痛药的效果。因此，止痛药不是想停就停的，最好按时用药。

肠癌晚期的疼痛有药物能止得住吗？

晚期癌症患者的疼痛问题是一个全球性的大问题，为此，WHO（世界卫生组织）制定了让肠癌患者无疼痛的"止痛三阶梯原则"，该原则的大意是让医生根据患者具体情况"逐步止痛"。疼痛较轻的第一阶梯段，选用弱止痛药，如阿司匹林、布洛芬、对乙酰氨基酚等。中等疼痛的第二阶梯段，可选用可待因等中等强度的止痛药。疼痛较重的第三阶梯段，医生可选用强效止痛药如吗啡之类。目标是止痛，不管用什么药，用多少量，"不达目的永不罢休"。如此看来，止住晚期肠癌的疼痛是可能的，没止住的话，"是不为也，非不能也"。需要说明的是，肠癌晚期往往还会出现腹胀、胸闷等难受表现，这些"难受"，并不是疼痛，对于这些"难受"，医生有时也爱莫能助。

⑫⓪ 患者在家里，怎样能配到有效止痛药？

止痛药品种很多，其中的中效、强效止痛药属于"精神药品"与"麻醉药品"范畴，当然不能像蔬菜、食物一样轻易获得，就像是烟酒实行专卖一样，"烟酒"不是谁什么时候什么地方都能买得到的，目的是"保护未成年人"。"精神药品"与"麻醉药品"当然也不是想买就买、想配就配的。患者在家里，想要配到止痛药，需要履行一定程序。看似复杂，规章制度很严格，但只要遵照执行，"按需给药"是做得到的。如果是要配吗啡之类的强效止痛药，需要定点、登记、建档。

⑫ 有些止痛药，为什么要开"红方子"？

强效止痛药如吗啡等，属于"麻醉药品"范畴，若使用不适当，可能会造成"药物成瘾"等严重社会问题。为了防范乱用、滥用、错用，有关部门建立了严格规章制度，对开具处方（俗称红方子）的医生、提供此药的医疗机构等都有严格的"资质要求"，并实行动态管理，对用药后的不良反应观察，甚至药物包装的回收等都严格管理。"规矩"是把双刃剑，按规矩办事，办事并不难。须知，难以得到的东西，往往有其难得的道理。

悬肠挂肚：
保命或保肛，错不得

王先生是某企业的管理者，平时工作认真，热爱生活，业余时间还喜欢游泳健身。最近经肠镜检查后发现他得了直肠癌，医生说他的肿瘤长在了距离肛门口仅仅 3 cm 的地方，需要做手术，同时要切除肛门，并在肚子上开个口子，将一段肠子拉出来，做一个人工肛门（肠造口），需要携带挂粪袋生活。王先生有些不能接受，想不通为什么要把肛门切除，也害怕将来的工作、生活、社交会因此一团糟。他哀求医生能不能不要切除肛门：为什么同样是大肠癌，别人能保留肛门，而我要"悬肠挂肚"呢？人工肛门能像正常的肛门一样排泄吗？是一直要这样挂着粪袋生活还是有机会恢复原样？医生专业及耐心地向他解释，一味地保留肛门可能会影响治疗效果和手术安全，毕竟和生命比起来挂粪袋只是小事，在保肛还是保命的问题上，选错不得。

122 同样是大肠癌，为什么有的人要切除肛门？

肛门对于人的意义，类似于空气和水，天天享用着，不觉得有多么"金贵"，一旦失去，方知其不可或缺。王先生距肛门口 3 cm 处生了恶性肿瘤，面临"保肛"还是"保命"的抉择。肛门能否保住，主要取决于肿瘤距肛门的距离、肿瘤的分期即肿瘤体积及侵犯周围组织的深度。直肠癌手术的关键是肿瘤能否

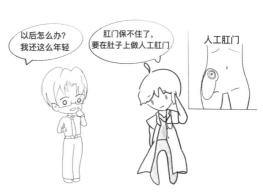

切干净，只有切除干净了，才有希望保住性命。如果勉强保留了肛门，但肿瘤没切干净，好比"皮之不存，毛将焉附"？如此，保留肛门毫无意义。之所以将肛门切除而改用人工肛门，是医生和患者在"生命"和"生活质量"方面做出的抉择。

123 人工肛门是永久性的吗？肠子还能放回去吗？

人工肛门是永久性还是临时性，主要看"受之于父母"的肛门是否已被切除。低位直肠癌患者，为确保将癌切干净，需将肛门切除，但肛门的作用无可替代，肛门不可或缺，如果非切除不可，需要做一个人工肛门，这种人工肛门将是陪伴一个人终身的了，称为永久性人工肛门。有些直肠癌，肿瘤切干净了，肛门也保住了，但一定时间内肛门要"疗养"，不能接待"来访的大便"，医生只好雇一名"临时工"，即在肛门上方用大肠或小肠做一个"人工肛门"，顶替处于"疗养"阶段的肛门，履行排便职责。待处于"疗养"阶段的肛门"官复原职"，人工肛门便可以"功成身退"了。

124 人工肛门可以像正常肛门一样排泄吗？

人工肛门即肠造口，虽然能完成排便的功能，但由于不具备"受之父母"之肛门的精准、细致的调节功能，不能像正常肛门一样好使，正所谓"夫妻是原配的好"。不过，也不要因此而沮丧，经历一段磨合后，如合理饮食，锻炼排便时机，慢慢地，人工肛门会越来越接近于"受之父母"的肛门。

125 密封的人工肛门造口袋会有异味散出吗？

储存大便的人工肛门造口袋，理论上讲是密封的，气体和粪便不会泄露出来，但因气体和水分子都是小到可以忽略不计的，"针尖大的眼，可进斗大的风"，因此，气体逃逸出来几乎是难以避免的。为了减少异味，可选择具有吸附异味含碳片的造口袋。当造口袋中的气体较多，或大便接近总容积的1/3左右时，就需及时将气体、粪便予以排除，或更换造口袋。更换的频率，建议造口袋每日一换。也可以使用除臭润滑剂进行清洗，不仅可以减少异味，还可以保持造口袋清洁，减少细菌滋生，更清洁卫生。

126 携带"挂粪袋"还能去工作吗？

据统计，肠造口患者全国大约有100多万。像很多慢性疾病的患者一样，携带"挂粪袋"（造口袋）的肠癌患者除了日常用药治疗，只要身体健康允许，就可以正常工作生活。不要把自己当成特殊成员，人工肛门也是肛门，理应得到"一视同仁"的待遇，不应"被特殊化"。每个人每天都要吃喝拉撒，掌握好肠造口的自我维护方法，保持清洁无味，就可以融入正常的工作学习中。

127 携带"挂粪袋"还能去游泳吗？

大家的顾虑主要有两点，一是担心肠造口泡水是否会受影响，二是担心"挂粪袋"（造口袋）的问题。肠造口露出体外的部分是肠黏膜，不怕水，中性肥皂和温水对它无刺激，接触到泳池中的水是没问题的。现在造口袋的黏性都很强，能与人体皮肤无缝黏合，造口袋外面接触水不会影响其黏合。因此，有了肠造口，携带"挂粪袋"仍可去游泳。建议：① 要选择适宜时间。进食超过两小时再去游泳，此时无论便液还是肠液的排出量会减少。② 要选择合适的泳衣。泳衣以舒适、遮盖住造口袋且不影响造口袋佩带为原则。女士可以穿着宽松连体泳衣，男士可以选择宽松高腰的游泳短裤，可以使造口袋比较隐蔽。③ 游泳前，排空造口袋或者更换新的迷你型造口袋，可以使用造口弹力胶贴加固底盘。④ 游泳时间不宜过久。根据自己身体情况而定，最长大概30分钟。⑤ 准备充足的造口用品，待游泳结束后更换新的造口袋。同正常肛门一样，人工肛门也是用来排便的，属于人体的"隐私"，游泳时一定要保护好"隐私"。

128 日常护理中肠造口出现了异常怎么办？

肛门本身就是状况高发区，人造肛门出现些状况也在所难免。① 各大医院有伤口、造口门诊。流程与普通就医一样，门诊的造口护士会用专业的方法帮助患者解决造口的问题。② 特殊时期，如疫情期间，可通过线上问诊、图片指导等落实造口居家护理，解决造口护理患者和家属的困难。③ 由造口人士组成的阳光之家，定期会召开病友联谊会，提供相关帮助与咨询。总之，对于肠造口护理中出现的问题，有多种途径可获得解决方法，要"善假于物"，寻求"外援"，不要"干瞪眼"。

粉墨登肠（场）

肠造口渗漏既可防也可控

王老伯在一个月前诊断出了大肠癌，进行了手术治疗，做了回肠造口（人工肛门）。护士对王老伯进行造口护理教育并给了宣教资料。但是出院一周后王老伯来到造口门诊，原来这几天王老伯肠造口处的皮肤刺痛，寝食难安。专科护士查看造口情况后发现，王老伯造口周围的一整圈皮肤发红，靠近造口根部的皮肤都破了，并告诉他这是发生了粪水性皮炎。王老伯唉声叹气地说："排便的地方总是红红的，我每次都用酒精擦得很干净了，也没有乱吃，但这几天大便拉稀了。为了避免底盘黏胶贴在皮肤发红的地方我还将孔剪大了点，皮肤发红不仅未见好转，还有些溃破了。又痛又担心有臭味，门都不敢出。那些粉、膏也用完了，就成这样了。我与老伴更担心的是，以后是否会出现更多新情况呢？"护士安慰道："您不要担心，肠造口渗漏既可防也可控。现在帮您更换成更适合您的两件式的造口袋，再教您一些小技巧，这样您更容易学会，掌握规律后，就可以慢慢搞定了。"

⑫ 更换肠造口袋的方法容易学会吗？

更换肠造口的方法不难掌握，只要学习领会要领，观摩实际操作，再动手更换几次，一般都能很好地掌握。手术后护士会进行示范性操作，并讲解更换造口袋的程序和要点，而后护士会指导患者或家属如何操作与更换造口袋，直

关于造口护理

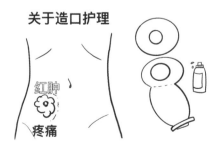

红肿

疼痛

至他们完全掌握操作流程。除此之外，患者及家属还可通过微信公众号、操作视频、宣传资料等随时观看学习操作流程。俗话说，"三人行，必有我师"，只要虚心学习，很快就能掌握要领。

⑬⓪ 造口袋有哪些规格？该如何选择？

一般有一件式及两件式造口袋可供选择。一件式造口袋的袋体和底盘粘连在一起不可分离，就像是连裤袜。底盘薄、柔软，与皮肤的相容性和顺应性强，适合造口水肿以及术后早期的患者使用。使用时直接将造口袋贴于腹壁，操作较为简便。粘贴后不可随意改变造口袋袋口的方向。两件式造口袋的袋体和底盘是可以拆分开的，底盘粘贴于腹壁后再套上造口袋，可随意变换造口袋袋口的方向。造口袋可以根据需要单独拆除更换，造口底盘一般 3 ~ 5 天更换一次，当底盘发生渗漏时须立即更换。使用两件式造口袋时袋体的型号必须与底盘相匹配。袋体与底盘的关系如同螺母和螺杆的关系，选错了就真是"牛头对不上马嘴"。两件式造口袋还可配合腰带使用，增强预防渗漏功能。

⑬① 造口底盘孔的尺寸如何把握？为了贴上去方便些，底盘孔剪大点会更好吗？

将造口底盘孔裁剪过大，极易导致粪水渗漏到造口周围皮肤，长时间刺激则会引起造口周围皮肤发红、肿胀、疼痛、皮温增高，称之为粪水性皮炎。发生肠造口粪水性皮炎往往疼痛难忍，还会导致造口袋无法粘贴或粘贴不牢，严重影响患者生活质量。建议在更换肠造口袋前，务必先测量造口大小，再裁剪造口底盘，力求将造口底盘裁剪成与造口匹配的尺寸。如果造口的形状不是圆形，可以依葫芦画瓢，用纸做好模板，每次按模板剪就方便多了，底盘的孔要比造口大 1 ~ 2 mm。

⑬② 人工肛门总是渗漏，能防得住吗？

可以。护理造口基本步骤就像洗澡一样：脱衣（揭除底盘）-清洗

（清洁造口皮肤）-擦干（皮肤保护膜、造口粉）-穿衣（佩戴造口袋）。防漏膏、可塑贴环如同防汛用的沙包泥浆，将不平的凹陷的地方填平，防止"水漫金山"（粪水渗漏刺激皮肤）。如果造口周边皮肤破损，可以使用水性明胶溃疡贴，它就像一件小雨披，保护造口皮肤免受雨淋（避免粪水直接刺激皮肤）。只要您正确地裁剪、粘贴造口袋，更换造口袋后用手指按压造口底盘增加造口底盘黏性等操作步骤都严格执行到位，均能有效减少或防止粪液的渗漏。

133 防渗漏的粉、膏、圈有用吗？哪里能获得？

正确地选择防渗漏产品，可有效预防粪水性皮炎的发生。造口粉主要是吸收水分。防漏膏与塑防漏贴环主要用于填平造口周围皮肤的褶皱或凹陷，使其平整，防止渗漏。防漏膏不易塑型且清洗、揭除较为困难。塑防漏贴环使用方法较为方便，能够轻松拉伸塑形且可塑性强、易揭除，并且长时间吸收皮肤及排泄物水分的同时依然保持形态完整。造口粉、防漏膏、塑防漏贴环均可降低造口周围皮肤粪水性皮炎的发生率，正可谓"兵来将挡"。这些产品可以在正规药房、相关品牌的官方旗舰店购买。

134 发生粪水性皮炎了，是没擦干净吗？

粪水性皮炎发生的主要原因是造口周围皮肤不平整，造口底盘粘贴不牢。如此，粪液就容易从造口底盘的某一位置渗漏出去，真正的"无孔不入"，直接刺激了皮肤。就像宝宝被粪液刺激发生红臀一样。尤其是回肠造口排出物量多且较稀薄，含有一定量的消化酶，对皮肤腐蚀性强，1小时内即可引起红斑，数小时即可引起皮肤表面溃疡。排泄物从皮肤的不平处渗漏到造口底板下面的皮肤上，需要及时更换造口底盘并清洁皮肤。宜采用平卧位更换造口袋，这样，底盘不易产生皱褶。

135 肠造口红红的是感染发炎了吗？需要用酒精棉球等消毒吗？

肠黏膜本身的颜色就是红红的，有光泽，所以肠造口红红的，并不是感染发炎，红色是肠造口的"本来面目"。有些人认为肠造口排泄粪便是很"脏"的，需要用一些消毒剂来消毒。这种做法是不对的。长期反复多次使用酒精等消毒剂会对皮肤、黏膜产生刺激；酒精在灭杀有害细菌的同时，也灭杀了皮肤黏膜常驻的正常菌群，使皮肤黏膜抵抗能力减弱，是真正的"弄巧成拙"。因此，清洁肠造口，使用清水即可。

136 排便总是不成形，都是稀水样的粪便，是吃坏肚子了吗？

通常回肠造口中排出的粪便较稀，因为此段肠管内的粪便中的水分没机会在大肠中被吸收，所以呈稀水样，且量多。出现这种情况，并不是因为吃坏了，而是肠道未能"恪尽职守"。如果进食固体食物，排出的大便会稠厚些，所以提倡尽早进普通饮食。还需养成良好的进食习惯，不可暴饮暴食，避免增加排泄量和排泄次数。注意饮食卫生，避免食用不清洁的食物或辛辣刺激食物、乳制品、高脂肪或高糖的食物，以免引起稀便或腹泻。通常新鲜蔬菜和水果没有太多禁忌，不过如卷心菜、菠菜、草莓、西瓜这些可能容易引起腹泻的果蔬应尽量避免食用。日常也要注意腹部保暖，避免受凉引起腹泻。

137 为了保持排便通畅，应该多吃点粗纤维食物吗？

粗纤维一般是指膳食纤维如燕麦、四季豆、胡萝卜等。粗纤维可以锁住粪便中水分，使粪便成形，变为糊便或软便，达到减少粪便量的目的。此外，糊便或软便不易渗透到底板下，容易被收集、处理。所以，适当增加粗纤维食物对排便是有益的。影响排便的因素很多，纤维素只是其中之一，想要保护大便通畅，需"综合治理"。

138 担心有异味大家嫌弃我，有什么好办法吗？

排泄物的异味大多来自食物在消化道内被消化酶分解后产生的多种气体，如吲哚、粪臭素、硫化氢、胺等，这些气体会有明显的味道。所以可以选用一些有吸附或是中和异味功能的物质来除味。比如使用碳片、凝胶除味剂。避免或少食容易产生气体的食物，例如西兰花、椰菜花等十字花科蔬菜，豆类、番薯、碳酸饮料，以及一些相对有浓烈气味的食物，如葱、蒜、洋葱等。这样就可以一定程度解决外挂造口袋的异味问题。办法总比困难多。造口只是患者的不幸而不是患者的错。世间充满着爱，自己能笑对人生，就不会被嫌弃。

139 肠造口护理不当的话会有什么后果？

造口护理不当，最多见的不良后果是粪水性皮炎，另外，底盘用力撕拉会造成皮肤破损、造口回缩、造口脱垂、造口旁疝等。正所谓"小洞不补，大洞吃苦"。对造口一定要精心呵护。在护理中，应当使用清水或生理盐水清洁皮肤，不需要使用清洁剂如酒精、消毒湿巾等，可使用皮肤保护膜等产品以加强皮肤的保护，以及使用黏胶祛除剂轻柔地揭除底盘以减少皮肤损伤。避免肠造口受压，应适当锻炼，避免体重过度增加，可使用凸面底盘配合腰带以避免造口突出皮肤表面。预防造口脱垂及造口旁疝，应避免导致腹压增高的因素，如提重物、大笑、咳嗽等。

手足无错（措）：
都是化疗惹的祸，
不是你的错

张女士人到中年，平素注意保养，打扮时尚，还爱与小姐妹跳跳广场舞。3个月前张女士因为被诊断为升结肠癌做了手术，术后医生告诉张女士，由于她的肿瘤是中晚期的，需要化疗。手术3周后，张女士进行了规范化疗。张女士放慢了工作生活节奏，小姐妹担心她胡思乱想，经常陪她逛逛街，跳跳慢节奏的舞。化疗3个疗程后，爱美的张女士发现自己的手脚出现了红斑、水疱、小溃疡，走路时脚后跟疼，双手碰到冷水时有触电感，造成自己跳舞时跟不上节奏，手足无措。脸部皮肤由白变灰又慢慢变黑，还总是口腔疼痛，反复发溃疡，吃东西时很痛，还经常拉肚子，觉得人没力气。小姐妹都关心地问张女士："不知是近期皮肤的防晒保养没做好，广场舞跳多了没休息好，还是营养补充不够？"张女士面对面目全非的自己百思不得其解，忧心忡忡地询问医生："是我的生活方式不对了吗？"医生安慰道："不是你的错，都是化疗惹的祸。"

140 化疗后双手出现红肿、水疱、发烂，怎么办？

化疗后出现皮肤红肿、水疱，是常见的化疗副作用。可以食用富含维生素的蔬菜、水果；如果皮肤干燥、脱皮严重可以适当外涂一些润肤膏，如尿素霜、维生素E乳膏、凡士林等。如果皮肤出现溃破甚

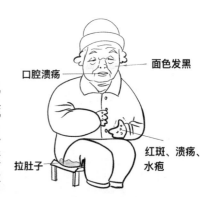

口腔溃疡

面色发黑

拉肚子

红斑、溃疡、水疱

至感染（出现了红肿热痛的症状），建议至医院就诊，遵照医嘱外用一些消炎药如莫匹罗星消炎膏等，也可以用中药外敷、熏洗等，"车到山前必有路"。注意：如果出现脱皮千万不要用手撕，要用消毒的剪刀剪去掀起的部分。

⑭ 化疗后皮肤变黑是为什么？停药后会恢复吗？

化疗后皮肤变黑，这是由于化疗药物影响了皮肤表层细胞的更替，导致有色素的细胞沉着于皮肤。一般来说，引起皮肤变黑的药物主要是氟尿嘧啶类的化疗药物，停药后随着皮肤组织代谢的正常化，色素沉着会慢慢被替换回来，换成正常的肤色。正所谓"花谢花会再开，春去春还会来"。在这期间首先要注意减少日晒，尤其不要在强光下活动，以免使皮肤变得更黑，而且要尽量多喝水，多食用含维生素C和维生素E的蔬菜、水果，像荔枝、橙子等，这些措施对防止皮肤变黑有一定帮助。

⑭ 化疗后出现手足麻木，有触电感，是正常反应吗？

化疗药物能损伤神经，可以导致患者有灼烧、麻木或刺痛的感觉，大多发生在手指和脚趾，是常见的化疗副作用，应用铂类药化疗者此反应较常见。触电感是末梢神经受损后的表现，可视为"来电显示"，告诉身体有情况了，要予以注意。平时可以戴手套，不要触碰坚硬冰冷的物体，要用温水洗涤，注意手脚的保护。因手足感觉变得迟钝了，当注意避免烫伤、刺伤、冻伤等物理损伤。

⑭ 化疗后出现白细胞降低、头晕乏力是什么原因？

化疗后白细胞降低、头晕乏力都是常见的化疗副作用。白细胞明显降低确实会引起头晕乏力，但并不是只有白细胞降低才会造成头晕乏力，贫血、高血压、心脏疾病、脑部疾病、颈椎病、疲劳等，都可能会出现头晕乏力等症状。出现头晕乏力等不适，一定要告知医生，医生会尽可能找出"元凶"，做出相应处理。"白细胞降低"不能总当"背锅侠"。

⑭ 化疗期间吃什么东西能升白细胞、升血小板？

化疗期间出现白细胞、血小板减少是常见的副反应，多数情况下可通过调节用药剂量、周期，使用些辅助性药物，将危害降到可控范围。严格地说，并没有具有显著提升白细胞、升血小板的食物。白细胞、血小板均来源于骨髓，中医认为肾主骨生髓，具补肾填髓作用的药食同源之物，如阿胶、红枣、花生、核桃、桂圆等有一定作用。在饮食上，要注重均衡和新鲜。也可服用中药，但药物使用方面，不要自作主张，应在医生指导下用药物，否则，可能白细胞、血小板没升上去，新的不良反应又出现了，正所谓"雪上加霜"。

⑭ 化疗后口腔溃疡，吃东西痛，该怎么办？

当出现口腔溃疡，可以改吃软食或者半流质（如馄饨、面条）、流质（如藕粉、米汤）等，避免食用有刺激性、粗糙的食物和饮料，尽量保障营养的均衡充足，因为"民以食为天"，饿肚子总归不行。勤漱口，分餐制，可以用淡盐水每天多次漱口、冲洗口腔。不要用含酒精等对口腔黏膜有刺激性的漱口液。溃疡严重的局部可用外用药物如维生素B_{12}、西瓜霜、锡类散、青吹口散等。保持口腔和牙齿清洁，饭后及睡前刷牙时用软毛牙刷或海绵牙刷，休息时去掉假牙。

⑭ 化疗后胃口差、恶心呕吐，该怎么办？

化疗后胃口差、恶心呕吐是常见的化疗反应。可以选用清淡饮食，少食多餐，尝试流食，比如说米汤、藕粉等；喝有味道的水，例如柠檬水等；闻一些自己喜欢的有清香味道的水果，如橙子、柚子、柠檬等，有利于减轻恶心呕吐反应，所谓"一物降一物"，平时可多总结、筛选适合自己的食物；不要在化疗前1小时内进食，餐后不要立刻平躺休息，最好餐后2小时以后再平躺；当感到恶心时慢慢深呼吸；注意口腔清洁；可按压合谷、内关等穴位……如果症状仍不能缓解，影响日常生活，需及时就诊，寻求专业指导。

⑭ 化疗出现副作用了，是不是就不能再化疗了？

化疗的作用和副作用之间的关系，如同人和影子的关系一样，形影不离。副作用是个比较笼统的说法，轻者如皮肤发黑、脱发，重者如严重骨髓抑制白细胞极度降低。化疗的副作用是医生要密切关注的内容，并会根据副作用的程度调整用药的品种、剂量、用药周期等，绝不会轻言放弃，更多的时候是"明知山有虎，偏向虎山行"，因为"不入虎穴，焉得虎子"，只是会将防范工作做得更加扎实。

⑭ 什么情况下不能再继续化疗？

化疗是否要做、是否要延迟、暂停或停止，医生需综合考虑患者的病情、耐受性、安全性、疗效等多种因素，出现副反应的程度是医生要考虑的重要因素，但不是唯一因素。可以说，化疗出现副作用是难以避免的，大多数副作用都在医生的预料之中，而且是可控的。只有副作用到了患者不能耐受的程度，才会考虑停止化疗。就像是两军对垒，不可轻易退兵一样，因为一旦退兵，很可能会遭到敌人的疯狂反扑，后果不堪设想。

⑭ 身体很虚了，化疗期间可以不抽血化验吗？

化疗药物在作用于肿瘤细胞的同时，对人体正常的细胞也会有一定程度的损伤。体表上的变化肉眼可见，但是体内的变化就要通过抽血化验才可以及时发现。化疗期间抽血化验的目的主要有二：一是判断化疗是否还能继续进行，即安全性评估。二是看疗效如何，即疗效评估，只有安全、有效，化疗才可按计划进行，否则，可能要停止化疗或更换化疗方案。因此，抽血化验是十分重要的；否则，就像是"盲人骑瞎马，乱撞乱碰", 当然不行。

 150 化疗疗程没做完会影响疗效吗?

所有化疗方案的设计都是有科学依据的。根据肠癌细胞的增殖周期,制定疗程,同时考虑到身体正常组织的修复来制定间隔期。所以没有在规定的时间节点内进行治疗的话,对疗效会有一定的影响。好比学生没完成规定的学业,不能毕业,只能肄业,对后续学习、工作会有一定影响。因此,化疗需要足疗程、足剂量地进行。如有部分患者出现了严重的不良反应、个体差异,如胃肠道反应、骨髓抑制等,针对这种情况建议待身体功能恢复后,再来完成化疗疗程。

part 6

随 访 篇

功亏一篑：
大意失荆州

1年前，老王因为肚子胀、大便带血到医院看病。在做完肠镜检查后，确诊是生了肠癌，他顺利接受了手术。万幸的是，病理报告出来后，医生告诉他目前属于早期，老王很高兴。等开完刀3个月后，老王的主治医生建议他做肠镜。老王想，我不是早期的吗？手术刚做完，肠子上的接口可能还没长牢，做肠镜有风险，于是便没有听从医生的建议。此后他也再没去医院复诊过。最近，老王的肚子又不舒服了，便去医院做了全面检查，验血发现好几个肿瘤标志物都很高，做了肠镜发现结肠上又长出一个肿瘤，听医生说已经侵犯输尿管了，老王顿时大呼后悔。

⑮ 为什么术后不到1年时间肠癌又长出来了？

老王手术后1年时间就发现肠癌复发了，十分不幸，其中除了有"天灾"，也有"人祸"。

首先，癌症之所以可怕，就是因为即使接受了及时且规范的治疗，它仍旧有较大的概率会"复发"，会"转移"。目前人类对于癌症（包括肠癌）的认识还很肤浅，不过九牛一毛，还不能像治疗阑尾炎一样，达到"痊愈"的水平。因此，无论是手术还是化疗，让肠癌进入相对的"稳定"后，要严格进行随访，及时发现隐患，进行更深入的检查和及时的治疗。可惜，老王没有做到。

其次，医生在患者的随访中也扮演了重要的角色。老王的不幸，可能就是因为手术前的肠镜没有做完整。有时候因为病情紧急，比如肠子堵住了、肿瘤大出血、肠子穿孔等因素，需要立刻手术，来不及进行细致的检查。这时候，术后就要尽早把手术前没做完的检查完善好。医生如果告诉老王这一情况，并耐心地向他解释随访的重要性，或许老王就会听从建议，及时发现问题。

总之，随访是肿瘤治疗中，医患双方都需要重视的环节。医生要用专业知识和责任心指导患者，患者要听从医生的建议，避免肠癌治疗功亏一篑。

⒂ 手术后多久需要复查肠镜？

很多肠癌患者以为，只要做了手术就没问题了，实际上这个观点是极为危险的！肠癌手术后的定期复查，医学上称之为"随访"。

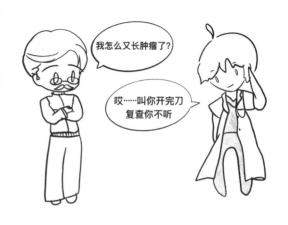

一般来说，肠镜只需要在手术后的半年到一年内完成即可。但是，如果手术前因各种原因没有做完整肠镜的患者，比如有些患者术前查肠镜，只做到肠道的一半，就发现了很大的肿瘤，肠镜镜子通不过，这种情况下，另一半的肠道有没有问题，实际上是存在疑问的。"一叶障目"是非常危险的。术后3个月到6个月时就要尽早复查肠镜。

可以推测，老王的主治医生在术后3个月就叫他做肠镜，可能就是因为手术前的肠镜没有做完整。然而，老王没有听从医生的建议，从而大意失荆州！

⒂ 肠癌手术后复发了，还能再开刀吗？

肠癌术后一旦发现复发或转移，首先要做的是积极面对，进行全面的检查，明确自己目前的病情发展到何种地步了。精准的诊断是后续治疗的基础。

后续的治疗方案，根据复发的部位、肿瘤的严重程度的不同，也是不一样的。总体原则上，首先要由专业的外科医生来评估新长出来的肿瘤是否可以切除。一般来说，肿瘤如果比较小，离重要的器官或血管比较远，那么可以直接手术切除它。如果无法手术，就要先做放疗、化疗，让肿瘤缩小后，达到能手术的条件后，再做手术，这种方法称之为"转化治疗"。如果病情比较严重，或者化疗效果不理想，手术根本不能将肿瘤切干净，手术的风险远大于获益，那就没必要冒险开刀，可以选择其他治疗方法来控制病情。

总之，即使发现复发，也并不代表被判了"死刑"。

154 每次复查肿瘤指标都略高于正常，全面检查又没发现问题，为什么？

肿瘤指标，也叫肿瘤标记物或标志物，是通过验血来评估人体内患癌症的风险或癌症的活跃程度的一系列物质。常见的肿瘤指标有癌胚抗原（CEA）、甲胎蛋白（AFP）、糖类抗原等。

临床中，有些肠癌患者验血后发现肿瘤指标高出正常值，这时候医生会建议他做详细的检查，比如胸部、腹部和盆腔的增强CT。有一些患者确实会因此发现问题，从而及时治疗。但也有不少患者，查了一圈都没问题，但指标还是高。

肿瘤标志物只是血液检测中与肿瘤关系较为密切的指标，但其检测值受多种因素影响。就好比得了肺炎的患者会发烧，但是发烧的人并不一定是得了肺炎，肿瘤标志物仅是一种提示，还需要通过其他检查来明确原因。

另外，肿瘤标志物和所有验血指标一样，都是所谓的"参考值"。这些参考值来源于研究者通过对一定数量的正常人进行检测得到的数据，一般将95％的正常人的检测数据设置为参考区间，称之为"参考值"，但不可能代表"每一个人"。如果多次检查，都仅仅只比"参考值"高出一点点，大可不必担心。

155 早期肠癌一定不会有转移吗？

不一定！

对于早期肠癌的患者，中国临床肿瘤学会仍推荐每半年做一次随访，共要坚持 5 年之久，就是因为即使是早期肠癌，也有复发、转移的可能性。

癌细胞在人体内具有一定的隐匿性，再先进的检查方法也不能保证能查出所有癌细胞。有时我们在手术后没有发现转移，也就是所说的"早期"，不代表手术后体内就没有癌细胞，可能已长出了一些较小的肿瘤，只是没被发现。就像一个烂了一小块的苹果，就算把烂的部位挖掉，其他地方也可能已经受影响了。

此外，癌症的发生，与遗传基因具有很大的关联，并不会因为做了手术而改变个人的基因，癌症随时可能卷土重来。

长治久安

应对肠癌，久久为功

李大爷肠癌手术后，按医嘱完成了化疗，医生还是叫他去医院随访，每次都要验血、做B超、拍CT……李大爷觉得自己现在身体很好，没什么问题，反而担心老是抽血、拍CT会伤身体，于是想换家医院看看。可是又找了几位专家，都推荐他要定期"随访"。李大爷陷入了疑惑：啥是"随访"？开完刀化疗也做了，不应该没事了吗？到底要怎么做？这个病什么时候是个头啊？

156 肠癌患者为什么要随访？

随访，是一种医生定期了解患者病情变化并指导康复、治疗的观察方法，也可通俗地理解为定期复查、定期复诊。在恶性肿瘤类疾病中，随访包含着监测疾病变化的内涵。随访的目的，是为了发现潜在的肿瘤复发或转移，然后及时接受相应的治疗。

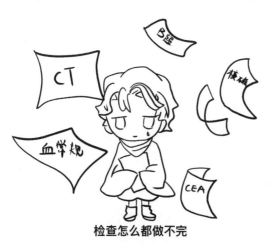

检查怎么都做不完

肠癌同所有恶性肿瘤一样，存在复发、转移的可能性。如同一幢大楼里曾经闹过小偷，就算抓住了小偷，也要加强安保，定期巡逻，否则小偷总会再度光临。因此，随访监测肠癌变化，及时发现问题，及时处理问题，是肠癌整个治疗体系中不可或缺的一环。轻视随访往往容易造成悲剧。

157 早期肠癌也要随访吗？

是的。即使是早期肠癌，在后续的发展过程中，仍有一部分患者会出现复发、转移。有时候，很多患者正因为觉得自己属于肠癌早期，便忽视了后期的随访，反倒不如中期、晚期的患者重视自己所患的肠癌，因而导致自己成了"万幸"中的"不幸"，医生也觉得十分可惜。

对于随访，有些患者会有所顾虑，比如担心检查太多、太频繁会不会身体吃不消；另有一些患者则相反，总是担心漏查、错查，总想多查查。总之，剑走偏锋，会有危险！

158 多久随访一次？

随访计划，或者说随访策略的制定，并不是某个医生拍脑袋想出来的，而是通过大量的临床工作，总结出来的一种给患者带来最大化获益和最小化损害的方案。肠癌术后的随访方案，一般以5年为期，可称为"第一个五年计划"。

在随访之前，患者首先要明确自己所患的肠癌属于第几期。肠癌大致可分为四期。患者应咨询自己的主治医生，获得一个明确的结论。

（1）对于 I 期肠癌，也就是相对早期的患者，推荐每6个月随访1次，共持续5年。

（2）对于 II 期、III 期也就是相对中期的患者，在前3年，每3个月就要随访1次；第3～5年，每6个月随访1次；5年以后，仍需要每年随访1次。

（3）对于 IV 期，也就是相对晚期的患者则比较特殊，这些患者一般是体内有转移的。拿肠癌伴有肝脏转移举例，如果该患者肠道肿瘤、肝脏肿瘤都通过手术切除干净了，那么可以像 III 期患者一样进行随访。如果体内的肿瘤没办法切除干净，也就是"带瘤"状态，那么首先需要接受治疗，暂时不进入随访这个阶段。

除了以上几个较为严格的时间节点外，如果病情有变化或者出现一些不适的症状，更频繁地进行复查也是可以的。总之，多多"拜访"医生，获取专业意见总是没坏处的。

⑮⑨ 随访要做些什么检查?

医生会根据患者的病情制定随访检查方案,列出清单。清单内容可分为"规定动作"和"自选动作"两大块。"规定动作"是肠癌患者必须完成的,如体格检查、血液检测等。"自选动作"可理解为患者可以自主选择顺带查一下的,如有高血压病史者做"眼底检查"等,为非必要项目。"规定动作"如下。

(1)由医生做体格检查,尤其不要忽视肛门检查,可以发现很多问题。

(2)检测血液中的肿瘤标志物,尤其是癌胚抗原。

(3)Ⅰ~Ⅱ期患者,做肝脏超声。

(4)Ⅲ期患者,或者验血、超声发现异常的患者,每年要做1次胸部、腹部、盆腔的增强CT。

(5)Ⅳ期患者每6~12个月要做1次胸部、腹部、盆腔的增强CT。

(6)直肠癌的患者盆腔检查时要用核磁共振(MRI)代替CT。

(7)肠镜检查:一般术后1年内做1次,特殊情况下术后第3个月就需要做1次检查。如果肠镜检查时发现有进展期腺瘤(可以理解为息肉),则1年内需再次复查。

(8)PET-CT:如果医生怀疑有复发转移,但是常规的CT或核磁共振没有发现,但是肿瘤标志物如CEA持续性地升高,可以推荐患者做PET-CT。

以上内容均来自权威的中国临床肿瘤协会推荐,这些内容是经过了大量临床实践所总结出来的相对最优化的方案,为便于理解,列表2如下。

表2 适用于肠癌患者的推荐随访方案

分　期	频　率	内　　容
早期（Ⅰ期）	每6个月1次，共5年	① 由医生做体格检查，尤其是肛门检查； ② 血液中的肿瘤标志物，尤其是癌胚抗原； ③ Ⅰ～Ⅱ期做肝脏超声； ④ Ⅲ期患者或上述检查异常时，每年要做1次胸部、腹部、盆腔的增强CT；

（续表）

分　期	频　率	内　容
中期（Ⅱ期、Ⅲ期）	前3年，每3个月1次；第3～5年，每6个月1次；5年后，每1年1次	⑤ Ⅳ期患者每6～12个月要做1次胸部、腹部、盆腔的增强CT； ⑥ 直肠癌的患者盆腔检查时要用核磁共振（MRI）代替CT； ⑦ 肠镜检查； ⑧ PET-CT：特殊情况推荐做
晚期（Ⅳ期患者，转移的肿瘤切除后）		

160 每次随访的内容都一样吗？

　　随访的内容，是医生根据患者病情拟定的，有一定的个体差异，而且同一个人病情所处阶段不同，检查的内容也不完全相同。就好比同样是上"数学"课，小学、中学、大学，所学内容不可能完全相同。

　　上文提到的验血、B超、CT、肠镜等，在相应的时间点，最好听从医生建议做一做。很多患者关心CT做多了有辐射，CT等影像学检查确实存在一定的辐射量，但是远没有达到对人体有严重危害的程度。一般来说，只有长期或持续性地暴露在放射线下工作、生活，才有导致辐射伤害的可能。对于普通患者，几个月才做一次CT，完全没必要担心。

　　此外，也有一些出现特殊情况时才需要做的检查。比如，觉得骨头上有特别痛的点，需要做骨扫描；觉得经常头晕、头痛的，需要做头颅CT；发现下肢有肿胀的，需要做下肢静脉B超和心超。因此，在出现一些特别不舒服的情况后，不要不当一回事，最好是去咨询一下医生，明确是不是因为肠癌转移而引起的。

161 随访一定要到开刀医院，或者找主刀医生吗？

　　不必要，但最好可以这么做。目前，在肠癌的治疗体系中，"全程化管理"备受推崇。顾名思义，全程化管理就是患者从发病，到治疗、随访、疾病复发、再治疗，乃至于临终，整个过程都由同一个医疗团队管理。该模式的好处是，患者的主管医生团队能掌握比较全面的资料，在进行医疗决策时考虑得更周到。同时，在长期的肿瘤治疗过程中，患者对熟悉的医生更容易产生信任和依赖感，更好的依从性可以带来更好的疗效，频繁更换医院就诊，看似在"博采众长"，实则是"打疲劳战"。一来是新接诊的医生对患者的疾病、家庭情况不了解，不能给出最适合你的方案，二来各医院之间医疗资料相对不透明，可能会重复检查。现在越来越多的外科医生对肠癌的内科治疗也具有很高的水平，如果有条件的话，由熟悉的医生全程参与肠癌的诊疗，可能会更有优势。

⑯ 有人说得了肠癌还会得胃癌，复查时有必要胃肠镜一起做吗？

"得了肠癌就会得胃癌"，这个说法是不太正确的。肿瘤的发病机制十分复杂，确实有同时或先后既患胃癌又患肠癌的病例，但在肿瘤人群中所占比例并不高。胃癌与肠癌，无论其病因、临床表现、治疗方法、预后等都有很大差异。

此外，肠与胃同属消化道，肠癌患者与胃癌患者有时会具有一些共同的不良生活习惯，比如抽烟、嗜酒、喜食辛辣刺激食物、进食习惯不规律、熬夜等。就像一个治安不好的城市，多种违法犯罪活动的案发率都会较高。此时，在检查肠镜时一起检查胃镜也是不错的选择。当胃镜报告中出现诸如萎缩性胃炎、胃溃疡、息肉、肠化等字眼时，就需要进行治疗和复查。如果只是有轻微的浅表性胃炎，则没有必要每次都查胃镜。"一朝被蛇咬，十年怕井绳"，大可不必。

⑯ 担心肠癌转移，随访频繁一些可以吗？

肠癌的随访是肠癌治疗过程中的一个重要环节，堪称"承前启后"，医学界对随访日程基本达成了共识。因担心转移而增加随访频率的做法并不值得提倡，但凡事总会有例外。

临床工作中，我们有时会推荐一些患者，要随访得"密"一些，总结下来有：① 病理分型欠佳，如属于低分化、中低分化者，复发转移风险较大。② 手术切除不够理想者，如切缘距肿瘤较近，或清除的淋巴结数目不多。③ 手术仓促，术前评估不够完善。④ 肿瘤长得比较大，把肠子长"穿透"了。⑤ 血液里肿瘤标志物比参考值高许多，或一直在升高。

总之，医生会判断哪些患者的肠癌相对更"危险"，然后推荐进行更频繁的随访计划。其他情况，则不建议复查得太频繁。一来是间隔太短，可能做了几次检查都没什么变化，平白增加了负担；二来是肿瘤并不是韭菜，几天不管就会疯长，3个月的频率就能及时发现多数情况下的复发转移了，不至于耽误治疗。

164 每次验血复查都有很多异常指标，怎么办？

肠癌患者随访时验血检查主要包括血常规、肝肾功能、肿瘤标志物，如果出现异常，需要正确看待。

血常规中的异常主要需关注的是白细胞、中性粒细胞、血小板、血红蛋白。前三者在放疗、化疗患者中会有不同程度的减低，有时甚至会在放化疗结束后一段时间内都不能恢复。此时需要咨询医生，甚至要进行一些治疗，患者自身要注意避免劳累、受风寒等。血红蛋白，就是常说的血色素。不少肠癌患者会存在不同程度的贫血，发现血红蛋白降低时，如果只是略低一点，可以在医生指导下进行营养补充。如果下降较多，或是短时间内大幅度下降，则需要及时到医院检查一下是不是有肠道出血的情况。

肝肾功能主要关注白蛋白、转氨酶、肌酐等指标。如果指标异常，可能是放化疗的副作用，也可能是肠癌转移了，需要及时就诊，让医生进行判断。

肿瘤标志物一定程度上反映了人体内癌细胞的活跃度。肠癌患者如发现肿瘤指标异常，则需要让医生安排进一步的检查，排查是不是有哪里复发转移了。不过肿瘤标志物受多种因素的影响，升高并不代表一定是体内有肿瘤，体内有炎症时肿瘤标志物也会升高。好比人的体温，稍升高不一定是生病发热了，可能只是生理性的体温升高，也可能是通风不好，室内温度升高所致。

165 手术过了5年了，还要随访吗？

随着医疗水平的提高，肠癌患者五年生存率有一定程度的提升。肠癌中、晚期患者手术5年后，无疑还是推荐进行随访的。肠癌早期患者手术5年后，理论上可以不必随访。这就是为什么经常有医生或者患者说，肠癌手术，只要过了5年，就可以说是"治愈"了，而这种所谓的"治愈"也只是相对的，并不能因此对后续的随访不屑一顾。

我们建议所有关注自己健康的人，无论是否患过肠癌，无论是不是手术5年后，都可以将"随访"转变为定期"健康体检"。在应对肠癌时，在患者抗癌、常人防癌的道路上，都要久久为功。

"活到老学到老"，在肠癌的防治上，也建议终身防癌。

part 7

早筛篇

天罗地网：

撒天网，发现早癌

有一天，退休在家的王老伯接到了所在街道社区卫生服务中心的电话。电话中，工作人员告诉他，社区正免费为老人进行大肠癌早期筛查，叫他预约一个时间到社区卫生中心的站点进行筛查。王老伯十分不解："肠癌？我没有得肠癌啊，大便也挺好，人也没什么不舒服，为什么要筛查呢？筛查要做些什么事？会不会很麻烦？"于是，王老伯因为怕麻烦，错过了这次社区的肠癌筛查福利。

166 筛查能发现肠癌吗？

可以！而且肠癌筛查很重要！

近年来，我国的肠癌发病率总体呈上升趋势，而我国肠癌的总体疗效远低于欧美及日本、韩国等发达国家。在我国，85%以上的肠癌发现即属晚期，其中只有不足四成的患者能活过5年。相反，95%的早期肠癌患者都可以活过5年，甚至完全治愈。

肠癌筛查可以及时发现肠癌或者肠癌的癌前病变（如息肉、腺瘤等），从而居民能及时接受规范的治疗，减轻肠癌的危害。筛查后哪怕没有发现肠癌，也可以借此机会及时改变不良生活习惯，养成定期体检的好习惯。这也有利于预防或早发现肠癌及糖尿病等与生活习惯密切相关的疾病。所谓"一分耕耘，一分收获"。

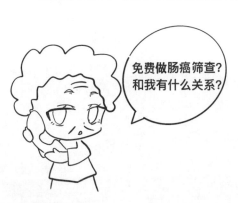

免费做肠癌筛查？和我有什么关系？

167 筛查也能预防肠癌吗？

可以！但并不是说只要做过筛查，就不会生肠癌了。肠癌是一种明确可以通过一系列措施，降低发病率和危害性的恶性肿瘤。美国的肠癌筛查工作经验告诉我们，大规模开展肠癌早筛后，美国肠癌的整体发病率和死亡率都在逐年下降！

进行肠癌筛查后，居民可以了解到自己是不是肠癌的高危人群，从而会有意识地去改正不良生活习惯，这无疑会降低未来患肠癌的可能性。另外，肠癌筛查可以检查出许多癌前病变，比如息肉、腺瘤、结肠炎等，进行提前干预可避免这些"小病"演变成"大病"，这就是早期肠癌筛查的预防作用。筛查就像为汽车做保养，发现哪里坏了就及时修理，没有坏也可以进行维护，如此车在行驶途中发生故障的可能性会小很多。

168 筛查发现的肠癌和看病时发现的肠癌不一样吗？

有很大的区别！

我国肠癌筛查工作目前主要采取的是"普查"模式，比如社区居委、卫生服务中心等基层单位，会定期为中老年居民进行筛查。当然，也有不少年轻人在了解了肠癌的危害后，或者知道家里有亲戚得了肠癌后，会主动到医院筛查。这些筛查的居民即使发现了肠癌，大多数都属于早期，小部分为中期，很少会有晚期的。因为"不舒服"而到医院看病时发现的肠癌，就完全不一样了。肠癌一旦发展到会让人体觉得"不舒服"，比如肚子疼、大便明显出血、消瘦、吃不下、拉不出等，这时候查出来的肠癌，基本都是中期、晚期。早期、中期和晚期的治疗方案、经济负担和生存率是有天壤之别的，简直就是"九生一死"与"九死一生"！

169 肠癌筛查怎么做，程序复杂吗？

2019年4月13日，由国家消化系统疾病临床医学研究中心牵头，多个学科的专家共同制定了《中国早期结直肠癌筛查流程专家共识意见》，确立了适合我国国情的早期肠癌筛查流程。该流程可以概括为"步步为营，由简到繁"。

专家根据国内肠癌筛查工作数十年的宝贵经验，制定了调查问卷。通过这些问卷，可以筛选出肠癌的高风险人群，并推荐高风险人群进行后续的检查，包括大便隐血检查、大便DNA检查、肠镜检查、影像学检查等，可以到相应的医疗机构做以上检查。

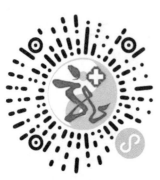

"肠安无忧"
大肠癌智能筛查小程序

我们为广大居民开发了一个可以在手机上就快捷进行肠癌早期筛查的小程序，通过它可以了解您是否是高危人群，如果属于高危人群，还有后续深入检查的指导。另外，该小程序结合了中医特色，可针对您的个人体质，给您一些预防肠癌的健康指导。欢迎扫描二维码进行测试。

⑰ 每个人都需要做肠癌筛查吗？

根据我国国情及肠癌临床流行病学资料，《中国早期结直肠癌筛查流程专家共识意见》建议将50～75岁作为进行肠癌筛查的目标年龄段，也就是说这个年龄段的居民，都应当至少进行过1次肠癌筛查，并根据筛查结果制定再次筛查的时间。这种模式是所谓的人群筛查，或者叫"普查"。

但并非说50岁之前的人就不需要筛查。该专家共识同样建议，对于一些具有"报警征象"的人群，可以不受年龄限制。换句话说，只要你发现自己具有一些可能与肠癌有关的情况出现，或者说自己属于"高危人群"，就需要尽快进行肠癌筛查！

⑰ 哪些人属于肠癌高危人群？

肠癌的发生并不是突发事件，从单个癌细胞长到肠镜甚至肉眼可见的肠癌，可能要持续数月甚至更长时间，其间人体或多或少会发出一些"警报"，只是很多时候被忽略了。肠癌的警报，主要包括：① 大便带血，或大便带有黏液。② 排便习惯改变，无论是排便的次数、频率、粪便的质地、粪便的形状，都需要关注。③ 不明原因贫血、体重下降，需要排除一些其他可能导致贫血、消瘦的疾病或生理现象，如糖尿病、甲亢、血液病、妇科疾病、营养不良等。

另外，肠癌对某些人"情有独钟"，医学上称之为肠癌高危人群，专业的高危因素评价需要使用较为复杂的医学评价表格，我们在这里为您做一个简单归纳，您如果具有以下任一条高危因素，可能就属于高危人群。

（1）一、二级亲属有肠癌史，主要包括祖父母、父母、亲兄弟姐妹、子女、（外）孙子女、父母的亲兄弟姐妹。

（2）本人有癌症史（任何恶性肿瘤病史）。

（3）本人有肠道疾病史（结直肠腺瘤、溃疡性结肠炎、克罗恩病、血吸虫病等）。

（4）有家族性的结直肠息肉病。

（5）吸烟、肥胖、糖尿病。

（6）慢性便秘、慢性腹泻、黏液血便、精神创伤或痛苦、慢性阑尾炎或阑尾切除史、慢性胆道疾病史或胆囊切除史。

如果您有以上"报警征象"或高危人群所述的情况，可以通过扫描"肠安无忧"小程序二维码，快速获取相关结论，并有后续检查的指导。

172 筛查多长时间做一次合适？

通过筛查，可以对筛查对象患肠癌风险做出相对准确的评估，并可以此为依据，制定下阶段筛查方案。肠癌筛查周期的制订，类似于儿童打预防针。打预防针主要依据儿童的年龄及既往接种史，肠癌的筛查主要依据年龄及既往筛查结果，一般性和个体特殊性有机结合。

如果筛查后属于低危人群，后续可以每年做1次粪便隐血的测试，也就是验大便。一般在一级、二级医疗机构就可以完成，较为方便。

如果筛查后属于高危人群，首先要完善肠镜检查。肠镜如果发现息肉等需要治疗的癌前病变，则要在1年后再次复查肠镜，后续根据医生指导意见复查。如果肠镜检查完没发现问题，同样是每年做1次粪便隐血检查，并且每5～10年要复查肠镜，并根据肠镜结果做后续调整。

173 筛查都要做肠镜吗？不能做肠镜的人如何筛查？

首先，肠癌筛查并非要求所有人都去做肠镜，我国现有医疗资源也难以支撑全民进行肠镜检查。通过问卷、粪便隐血等简便的筛查方法，如果结论提示是低风险人群，就可以暂时不做肠镜；而对于高风险人群，做肠镜是很重要的。

肠镜检查是整个肠癌诊疗过程中的核心环节，在筛查体系中也是不可替代的。肠镜检查可以让医生长上"透视眼"，巧妙地将肠癌呈现在医生眼前，肠镜下做组织活检，并进行病理检测，则是确诊肠癌的"金标准"。肠镜下也可以发现一些癌前病变，并直接进行治疗。

但由于高龄或其他因素，有一部分人群无法耐受做肠镜，只能退而求其次，选择"拍片子"来判断肠道肿瘤。近年来PET/CT已广泛应用于肿瘤的良恶性鉴别，但是价格较贵，在特殊情况下可以选择。但通过以上这些方法即使发现肠癌，也只是"怀疑"，最终确诊还是要靠病理检测。

174 筛查结果显示没生肠癌，但是属于高风险人群，该怎么办？

肠癌高风险人群如何定义的呢？离不开基因、基础疾病、不良生活习惯这些因素。基因不会因筛查而改变，也就是有肠癌家族史的人群，终生都要对肠癌保持警惕，我们推荐每2～3年就要进行一次筛查，50岁以上更要每年都查。对于患有容易导致肠癌的其他疾病的人群，比如糖尿病、慢性肠炎的患者，则需要积极治疗，将这些疾病控制好。肠癌高风险人群往往都有一些不良的生活习惯，比如油腻饮食、不运动、抽烟喝酒、熬夜等，这些不良生活习惯必须得到改正！否则，肠癌或者其他重大疾病找上门，只是迟早的事。

此时，我国传统的中医药治疗就可以发挥巨大的作用。《黄帝内经》记载："圣人不治已病，治未病。""治未病"即采取相应的措施，防止疾病的发生发展，是中医药诊疗体系中最重要的思想之一。对于肠癌筛查来说，"早发现、早诊断、早治疗"的"三早"原则对延长肠癌生存期具有重要意义，这与中医"治未病"思想不谋而合。

part 8

预 防 篇

防患于未然：
不治已病治未病

小明的爷爷得了肠癌，在医院进行了相当长一段时间的治疗，对于肠癌的危害以及治疗过程中经历的痛苦，小明的爷爷早已是刻骨铭心。得知肠癌的发生与遗传有一定关系后，小明的爷爷最大的愿望早已不是将自己的病治好，而是想知道什么药物可以预防肠癌，让亲人不要得同样的病。爷爷让小明收集这方面的资料给自己看。资料还真不少，但发现答案五花八门，抗氧化剂、抗炎药、阿司匹林、二甲双胍……爷孙俩讨论来讨论去，到最后也没搞清楚到底哪些药物可以预防肠癌，只好向医生进行详细咨询。

175 有能够预防肠癌的药物吗？哪些人需要吃药预防肠癌？

我们都知道，疫苗可以预防一些传染病，近年来也研发出了可以预防宫颈癌的"疫苗"，那么针对肠癌，有没有可以预防的药物呢？

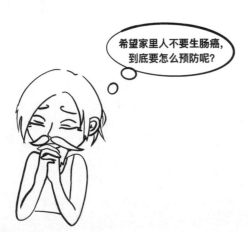

希望家里人不要生肠癌，到底要怎么预防呢？

答案是：有的。现代研究发现，阿司匹林、二甲双胍、钙剂和维生素D、叶酸、氨基葡萄糖等均有一定的降低肠癌发病率的作用。既然有药物能够预防肠癌，是不是所有人都可以吃呢？对于普通人来说，保持良好的生活方式、健康的心理状态，定期进行体检，就能够一定程度地预防肠癌，没必要服用药物。而且这些预防肠癌的药物，也并非服用了就万无一失，只是降低肠癌发生的风险，但其本身会有其他风险。

⑯ 阿司匹林可以预防肠癌，为什么不推广？

阿司匹林具有解热镇痛抗炎作用，常用来退热止痛，同时也是一种抗血栓药物。2016年美国的一个预防医学工作组发现，连续10年以上服用一定剂量的阿司匹林的人群，结直肠癌的发病率较低。但直到目前为止，阿司匹林抗肿瘤的机制仍不太清楚，医学界也没有将阿司匹林列为抗肿瘤用药。俗话说"是药三分毒"，长期服用阿司匹林可能会出现消化道出血等严重不良反应。仅仅为了预防发生风险并不太高的肠癌而冒着出血的风险服用预防效果尚有争议的阿司匹林，无异于"与虎谋皮"，需慎之又慎。

⑰ 降血糖的二甲双胍可以预防肠癌，为什么不推广？

二甲双胍是一种常用的口服降糖药，还具有控制体脂量、血脂及血压等作用，近年来，还被作为减肥药物广泛应用。医学家通过大量的临床研究发现，糖尿病患者患肠癌的风险远高于正常人群，但服用二甲双胍者较不服用者的患肠癌风险低得多。二甲双胍是如何降低肠癌的发病风险的呢？严格地说，肠癌和糖尿病都不过是肥胖的结果，恰似一根藤上的两条苦瓜，有效控制血糖，实际上就是控制肥胖，当然能降低肠癌风险。但是长期服用二甲双胍，也有发生低血糖的风险，对于真心关注健康的人来说，只需要培养健康的饮食习惯，坚持体育锻炼，远离肥胖，就能降低肠癌风险，自然不需要舍近求远，用二甲双胍来预防肠癌。

⑱ 治疗腹泻的黄连素可以预防肠癌，是真的吗？

黄连素，学名为盐酸小檗碱，因其有较好的止泻效果而广为人知。近年来学者研究发现，黄连素对结肠癌、肝癌、肺癌、食管癌、前列腺癌、白血病等多种恶性肿瘤均具有抑制作用，它通过促进癌细胞"吃掉自己"

（自噬）来达成抗肿瘤的目的。不仅如此，黄连素还能增加癌细胞对放化疗的敏感性，逆转癌细胞对化疗药物的耐药性等。研究结果很是诱人，似乎癌症即将被攻克，但就像人类发现不明飞行物（UFO）一样，虽然已有几个世纪，经常有人拿出拍摄到的"照片"来证明，然而时至今日，连"外星文明"是否存在都没有定论。黄连素的防癌作用亦是如此，目前还处在"小白鼠"身上证实阶段，最终能否走出实验室还是一个未知数。

⑲ 维生素D、钙剂，可以预防肠癌吗？

维生素D和钙剂常常作为一对组合，用来治疗骨质疏松。医学家在大量病例观察中发现，联合使用维生素D和钙剂治疗骨质疏松的患者，肠癌的发病率均显著下降，由此推测两者联合用药可能可以预防肠癌，但仅是推测。现在人们的生活水平已经很高了，大多家庭三餐品种丰富，日常的食物中已经富含各类维生素以及钙类，体内维生素D及钙量正常的人群，根本无需额外服用这些药物，就像饭吃饱后再加餐，结果必然是能量过剩，最后被转化成脂肪贮存起来，体脂过多不是什么好事，糖尿病、高血压、高血脂等"富贵病"接踵而至。同理，过量摄入维生素D及钙剂也会起反作用，甚至危及身体健康。

慧眼识珠：

防人之心不可无

> 王老伯开好刀，化疗也在做，中药也在吃，但心里总不踏实。邻居得知王老伯得了肠癌也很关心，你一言我一语。有的说，外地有个神医能治癌症；有的说，在某地买的保健品效果很好；有的说，他家亲戚去美国看的肠癌，治好了。王老伯听了也挺焦虑，这些方法要不要去试试？毕竟自己还是有点积蓄的。但他又怕遇到骗子，被骗点钱倒是其次，耽误自己治病就找不到后悔药了。人多主意多，出主意的人多了，王老伯自己被弄得迷糊了，总担心上当受骗。

⑱ 治肠癌有"灵丹妙药""神药""民间偏方"吗？

虽然现在医学发展很快，但还是有很多不治之症，尤其是晚期癌症，很多患者及家属对正规医疗机构给出的结论非常失望，转而去求一些偏方、灵药，希望发生奇迹。

这样做不太理智，往往不但花了钱，还耽误了治疗。须知，天上不会掉馅饼，陷阱地下多的是。简单地说，如果真有灵丹妙药、神药，那在信息极其发达的今天，也不会藏匿于世了。这些灵丹妙药，不过是"皇帝的新衣"，骗人的把戏。真有仙丹神药，大医院还会人满为患吗？这些民间方法往往是抓住了患者心理，通过对少数病例的渲染，

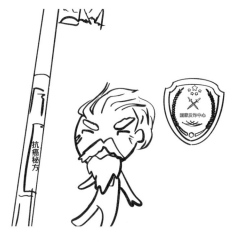

115

而后口口相传，无凭无据，最终让患者及家属买单，无疗效也就算了，甚者还有副作用，更多的是耽误了病情，失去了治疗机会。生了肠癌，不建议去寻丹觅药，还是去正规医院就诊最保险。

⑱ 听说美国有治肠癌的特效药，是真的吗？

现在互联网非常发达，公众号、自媒体等能将信息快捷传播到四面八方，"地球村"名副其实。欧美等发达国家治疗肠癌的新成果、新进展会迅速传递到国内。为了博眼球，标题写得很夸张者随处可见，往往会被过度解读或断章取义，信以为真的话就会"上船"，"上船容易下船难"。真正科学有效治疗肠癌的新方法或者新药物信息，医生一定会比老百姓更早获得，并能正确解读，及时应用。如果看到相关报道并有意尝试，建议到医院咨询专业医生，以免"赔了夫人又折兵"。

⑱ 肠癌患者去美国治疗，疗效就比国内好吗？

经常会有部分自身经济条件好的患者前往欧美等发达国家和地区就医，但实际上有不少人治疗后发现疗效并没有太好。原因有很多：第一，我们亚裔人群和欧美人群差异性较大，同样是肠癌也有很多不同之处。欧美医生治疗亚裔人群肠癌的经验往往不如国内医生。第二，欧美就医环节比国内复杂很多，不利于肠癌的全程精细管理治疗。第三，国内医生手术量和患者治疗量也远大于国外，手术精细度普遍好于国外医生，化疗剂量把控也会好于欧美国家。所以不建议肠癌患者到国外治疗。

⑱ 如何鉴别药品、保健品、功能食品？

普通食品就是我们每天都在吃的食物，可以多吃点，没有明确的限量。保健品是具有特殊作用的食品，适合特殊人群食用，能调节人体功能，不以治病为目的，要限量。药品简单说是用来治病的，要严格按照说明书和医生要求来服用的。功能食品是欧美对保健品的叫法。

药品和保健品有时很难区分，一般情况下医院开出来的都是药品，线下药房或线上药房购买的有药品和保健品。药品包装上有国药准字号，保健品包装标注为国食健字或卫字号。就像商品房和小产权房一样，商品房有产证，小产权房没有产证。药品有完整的说明书，包括适应证、用法、用量以及禁忌证、不良反应等多方面，保健品的说明书就相对简单很多。

⑱ 如何鉴别真假保健品？

现在随着大家维权防骗意识的增强，市面上三无保健品已经很难见到了，但还是有很多假的保健品，这些假的保健品有生产厂家、生产日期，甚至会有说明书和卫生许可证编码，专业医生有时也很难鉴别。这些保健品往往不是在正规药店或者超市里销售的，而是通过传销的方式或者口口推销的。如果你不小心购买了，或者有人送你，那请在使用之前到国家食品药品监督管理局网站的分类项目保健食品内查询，真的保健品都可以查到，假的则查不到。假的名牌衣服穿穿没事，假的保健品千万别吃，一般没效果也就算了，如果有副作用就真麻烦了，弄不好"偷鸡不成蚀把米"。

⑱ 肠癌患者能吃保健品吗？

肠癌患者首先应该进行正规系统的治疗，如手术、放化疗、中医药治疗等，这些正规治疗是保健品无法替代的。然后才是考虑在均衡饮食的基础上，根据个人情况，适当地选择保健品，但不能以治疗为目的，要以营养保健为目的。不要盲目轻信保健品的功效。市面上有很多保健品的广告上有抗癌的功效，实际上这是涉嫌虚假宣传的。保健品只是保健品，它不能治病，目前食品药品监管部门认可的数十种保健功能当中，并没有防癌抗癌这一项。癌症患者需不需要额外地补充营养，还是要看自身的具体情况，有的患者能够通过日常的饮食来补充营养，不需要额外补充营养，这时候就不用服用保健品。保健品就如餐后水果、点心，调节一下口味可以，但不宜作为主食。如果通过日常饮食没有办法补充营养，可以在医生的指导下服用保健品。

有一些预防肠癌的保健品，可以吃吗？

如今市场保健品种类繁多，由于癌症像是"过街老鼠"，人人都唯恐避之不及，"防癌"就似嘹亮号角，极具吸引力。不少保健品被商家吹捧得天花乱坠，保健品真的能够预防肠癌吗？答案当然是否定的。保健品不是药品，并不能直接用于疾病的治疗与预防，若是想要靠它预防肠癌发生或复发转移，不仅可能会给患者家庭带来巨大的经济负担，更可怕的是让患者因为迷信保健品而耽误正规治疗，延误病情。与其依赖保健品，还不如积极锻炼、改变生活方式，以及定期体检。如果某种保健品真有如此神奇的效果，那早就已经广泛在正规医院应用，成为国家批准的"药品"了。

宫颈癌可以打疫苗，那么有预防肠癌的疫苗吗？

"疫苗"的广泛应用，为人类战胜"传染病"做出了巨大贡献。"种牛痘"最终让"天花"绝迹，人们为了让癌症绝迹，自然想到打疫苗，并进行了大量研究，预防癌症的疫苗真出现了，而且正在推广应用，这就是众所周知的预防宫颈癌疫苗，之所以能成功，是因为"病毒"是引起宫颈癌的主要元凶，人类积累了制备抗病毒疫苗方面的丰富经验，通过注射针对引起宫颈癌的病毒的疫苗，将"元凶"缉拿，自然能达到预防宫颈癌的目的。但是肠癌的发病机制与病毒关系不大，预防肠癌的疫苗还只是"美好愿景"，但众多的科学家正在这个领域努力探索，未来可能会有预防肠癌的疫苗面世！

part 9

中医药篇

三生有幸。
祖先的馈赠却之不恭

王老伯得了结肠癌，第一时间做了手术，手术也很顺利，医生告诉他要化疗。王老伯听说很多肠癌患者化疗反应很大，会很难受，心里有些害怕。这时病房里一位病友向他介绍："中药疗效不错，可以减轻一些化疗副作用。在上海，中草药治疗属于大病医保范畴，报销比例很高，享受期限达5年，如果有复发、转移，中草药大病医保还可延期。"王老伯深感作为中国人，真可谓三生有幸，能享有中草药治疗，这是多大的福利啊！但也有不少疑惑：中药该怎么吃？上哪找好的中医开方子？吃中药到底有什么作用？有没有副作用？

(188) 中草药对肠癌有哪些作用？

中医药是中国传统文化的代表，为中华民族的繁衍昌盛做出了巨大贡献。19世纪以后，随着西方医学的传入，质疑甚至否定中医的声音不绝于耳，当今仍有类似的声音。其实，真金不怕火烧，已有大量的证据表明，

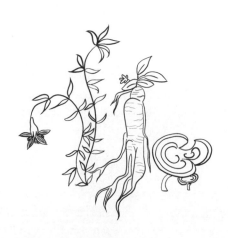

正确使用中药，能延缓肠癌进展、减轻因肠癌造成的腹胀腹痛等不适、恢复人体自身的免疫功能、提高生命质量、延长生存时间。要说清楚的是，有用、有效、治愈，是三个不同的概念，不可混为一谈。严格说来，不管是手术、化疗、放疗、免疫治疗、靶向治疗，现在还都不敢说能治愈肠癌，但其作用不容否定。因此，不能因为中草药难以达到治愈肠癌的目标就否定其有效性。

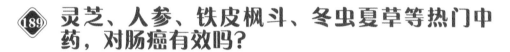
189 灵芝、人参、铁皮枫斗、冬虫夏草等热门中药，对肠癌有效吗？

灵芝、人参、铁皮枫斗、冬虫夏草这些东西，有一个共同特点，就是价格高，人们总是习惯将价格与物品的品质关联在一起，认为价格高的东西品质就好，但决定价格的不仅仅是物品的品质，还受供求关系、人为因素等影响，若干年前"豆你玩""蒜你狠"，将绿豆、大蒜炒成了天价的事就是佐证。况且，即使是品质好的药物，并不代表疗效就好，价格、品质、疗效三者之间关系不大。灵芝、人参、铁皮枫斗、冬虫夏草确实都是中药，但中药的疗效，主要取决于用药是否符合中医理论，而与价格没任何关系。冬虫夏草，主要对肺肾虚者较为适合；人参对脾肾虚弱者较为适合；铁皮石斛用于阴虚者；灵芝适合气虚者；如果肠癌患者存在有相应的特征，应用后大多能取得一定疗效，如果没有，可能无效，如果阴虚者用上了补气，不仅无效，可能还会有害，加重病情。如果你正好有某种高价药材，也不要随意给肠癌患者使用，不妨请中医师参谋一下。如果你还没有交钱，就更不要轻易出手购买，担心血汗钱打水漂，甚至好心办成坏事。用药，须遵医嘱。

190 肠癌患者想吃中药，该去哪里开方子？到医院看什么科？

现在医院规模都很大，科室多，患者多，医生也不少，找对医院、找对科室、找准医生还真是个"技术活"。术业有专攻，具体到每位医生，不可能中医、西医、消化、呼吸、内科、外科都精通，"全科"医生只是全面不是精。肠癌患者吃中药，当然要找"中医、消化、肿瘤"三个方面都有一定造诣的医生。首先要去正规医院，最好是具有中医特色的正规医院。主要因为正规医院的中医师的医师资质有保障，而且药材质量过硬。有人误以为中医是综合调理不分科，就像上世纪存在于中国农村的"赤脚医生"，啥都会看。其实现在稍具规模的中医院甚至大一点的中医科分科也很细。一般来说，选择中医院的胃肠外科、肿瘤科、消化科比较合适。要注意的是，看中医并不是越老越好，也不是挂号费越贵、挂号越困难的医生治疗效果越好。

191 别人吃过的有效方子，我能拿来抓药吃吗？

因人而异正是中医的精髓。中医的辨证论治，就是根据每个人的体质、病情，辨证之后再处方治疗。每个患者的疾病的不同时期可能表现都不一致，医生会根据当时望、闻、问、切情况而处方，同一个人在同一个医生那里的处方也是在不断变化中的，更不用说再换个人吃。即使一样的毛病，可能导致发病的原因也会有完全相反的，比如同样是感冒，有的是着凉引起的风寒感冒，有的是受热引起的风热感冒，处方原则会大相径庭，甚至截然相反。这时拿了别人的处方抓药吃，不但没用，反而有害。所以这个懒不能偷，要老老实实到医院看病开处方。

192 吃中药可以替代手术或化疗吗？

很多人查出肠癌后，往往不知该如何是好。经打听，开刀、化疗很痛苦，吃中药痛苦最少，想只通过吃中药治疗，不开刀、不化疗。这种方法不可取。肠癌治疗一点都不简单。早期肠癌往往通过手术能切干净，无需化疗放疗；中晚期肠癌即使手术、化疗、放疗等多种手段都用上，仍有部分病例会复发、转移。中医药很难起到决定性的治疗作用，在肠癌的治疗中，中医药可以联合现代治疗，提高治疗效果、减轻副作用。所谓"尺有所短、寸有所长"，中医药不能完全代替手术、化疗、放疗。

193 肠癌手术后何时开始吃中药较合适？

肠癌手术后吃中药的目的主要有两个，一是促进术后恢复，二是提高肠癌远期疗效。手术或多或少会对人体产生些影响，术后可能会出现肠子粘连、肠子不动、肠功能紊乱等情况，及时应用中药口服、灌肠、外敷，可促进恢复。术后身体基本恢复到术前状态后，治疗的重点是提高远期疗效，可能需化疗、放疗等综合治疗，应用中医药方法，可起到协同增效作用，此阶段全程都可使用中药。好比打扑克牌，什么时候出什么牌，需综合考虑各种因素。具体到每个人，术后什么时候开始吃中药还是得听医生的。大部分人尽早吃中药还是有好处的。

⑲④ 术后吃中药有什么好处？

术后吃中药分两个阶段来说。第一个阶段是术后早期吃中药，能吃粥和面条了就吃中药，这时中药的作用主要是针对手术后的体质恢复，通俗点讲就是恢复元气。手术后气虚、阴虚、气阴两虚、血虚、津液亏虚多见，早期吃中药可以很好地补气、养阴、补血、生津，促进患者的恢复。等手术相关风险过去后，患者可出院。进入第二阶段的治疗，治疗方法差异很大，早期患者只需随访，中晚期患者需接受综合治疗。此阶段时间漫长，有经验的中医医生会根据患者的体质特征、治疗过程中出现的反应、疾病阶段等，量身定制，开具处方，维持人体功能状态的相对稳定，起到类似于汽车减震器的作用，减轻人体化疗、放疗过程中的副反应，帮助患者平稳完成化疗、放疗等"规定动作"。

⑲⑤ 放化疗期间可以服用中药吗？有什么作用？

放化疗简单的说法就是以毒攻毒，大多会对患者身体产生一定的伤害，也就是我们说的副作用。比如大家熟知的恶心、呕吐，腹泻、便秘、脱发、白细胞低、手足麻木等。这些副作用其实是因为放化疗杀癌细胞的同时错杀了人体内生长活跃的正常细胞。中医讲究辨证论治，主要根据患者表现出来的症状、体征、舌质、舌苔、脉象等处方用药。患者放化疗出现副反应后，中医可对出现的恶心、呕吐、腹泻等症状进行辨证，并开具处方，极具针对性。所以放化疗期间我们鼓励患者服用中药。

⑲⑥ 中草药大多是天然的，有副作用吗？

天然的东西，并不代表安全，如蘑菇，因误食毒蘑菇伤人甚至致死的事件时有发生，因此，中草药有副作用并不值得大惊小怪。对中药出现的副作用要区别对待。一是有些中药本身有一定毒性，比如木通、附子、首乌等，长期服用可能会对患者肝、肾等造成一定的副作用，所以对此类药物不建议长期服用。二是体质差异。比如牛奶是好东西，但有些人不能喝牛奶，喝了就难受。所以如果应用某种中药后有明显的不良反应，就要特别注意。三是治疗过程出现的疗效性反应。比如对于热性疾病，用寒性药物，可能会引起腹泻，这是一种治疗反应，严格来说不是副作用。所以吃中药要到正规医院，医院内的中草药质量有保障，医生对药物的副作用有全面、准确的认识。中药应用已有几千年，总体来说绝大部分中草药是无副作用的，安全有效的。

⑲⑦ 患了肠癌可以吃膏方吗？

膏方是由中药经特殊加工而成的，就像压缩饼干，不用吃多少就很管饱。一般来说，如果肠癌还在治疗期，此时的重点还是以治疗肠癌为主，不建议服用膏方。如果肠癌已治愈了，那就恢复自由了，不用担心吃膏方会导致肠癌复发，和正常人一样想吃膏方是没有问题的。还有一些晚期肠癌患者，若肿瘤暂时处于稳定状态，但身体却明显虚弱，也可以选择吃膏方。总之，肠癌患者也可以吃膏方的，但是要选择合适的时机，而且吃膏方最好找对肠癌熟悉的医生来开。

中国"咖啡"：
有些"土"气，但能登庙堂

王老伯患肠癌后经过手术治疗，已经康复。病友告诉他，治愈后还要服中药巩固疗效，不少身居国外的患者都寻求中医药治疗。中草药虽看上去像是一堆杂物，熬出来的中药黑不溜秋，但中药已走出了国门，被喻为"中国咖啡"，在国外很受欢迎，还荣登大雅之堂，甚至有外国领导人也服中药。王老伯找到了国内一家著名的中医医院，挂了一个中医专家的号，开了中药。专家问他中药是自己煎还是代煎，由于既往无服中药的经验，王老伯犯了难。听说代煎效果差点，自己煎吧，又不知该怎么弄。吃中药时要不要忌口？该空腹吃还是饭后吃？看来吃中药这件事并不那么简单。

198 颗粒剂、丸剂使用方便，和煎汤的中药效果一样吗？

现在中药的做法有很多，除了煎的中药也就是汤剂，还有颗粒剂、丸

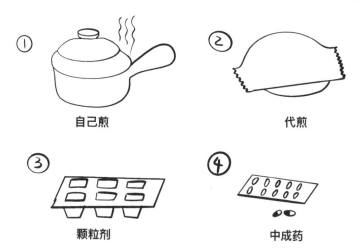

① 自己煎　　　② 代煎

③ 颗粒剂　　　④ 中成药

剂。中药的颗粒剂、丸剂和汤剂，虽然有效成分基本差不多，但是大多数情况下颗粒剂、丸剂同汤剂相比，效果可能会打折。打个比方，就像吃肉，有鲜肉，有肉松，有火腿肠，但一般还是鲜肉味道最鲜美，最为健康。所以能煎中药就煎中药吃，不方便的情况下再选择颗粒剂或丸剂。病急病重时尽量煎中药吃，病情缓解后长期吃中药巩固疗效时，也可以选择颗粒剂或者丸剂。

⑲⑨ 中草药是自己煎还是代煎较好？

在大部分医院，开好中药医生会问你的中药自己煎还是代煎。代煎就是医院帮你煎好，省得自己在家里花费时间来煎药。代煎通常是将若干帖中药放在一起煎熬，煎熬后将药汁贮存、包装，患者取到的是一包一包的"饮料"，需要时随时服用，方便得很。自己煎一般每天煎一帖，取药汁服用。理论上讲，药效无差别，好比添置衣服时，可以买成衣，也可买布料请人加工。所以中草药是自己煎还是代煎，可根据自己的实际情况做出选择。

⑳⓪ 中药方子上写的先煎、后下是怎么回事？

患者自己煎中药，首先要把中药方子上写的"先煎""后下""包煎"等特殊要求弄明白。先煎，是因为某些药要多煎一会儿才能更好发挥作用，将它先放锅里煎一段时间后再放其他中药，就像做青菜炒肉，要先炒肉，再放青菜，因为肉不容易熟。矿石、贝壳类药物，需多煎些时间才能煎透，一般先煎煮15～30分钟后，再同其他药物一起煎。有些有毒药物，为降低毒性，也要先煎或久煎，如附子、乌头等。后下是在其他药煎煮一定时间后，停火前的5～10分钟再将其放入，就像炒菜时出锅前再放黄酒和醋，放早了就蒸发没了。一般花、叶类中药要后下，如藏红花、番泻叶等。包煎是将药物用纱布或者棉布包起来再煎，如车前子、旋覆花、蒲黄、葶苈子、滑石粉、海金沙等。总之，按照要求进行煎药才能发挥中药的最大效果，降低毒副作用。

⑳⓵ 中草药浸泡会降低药效吗？

有些患者或家属，担心中药材不干净或者有农药残留，会习惯性地将中药浸泡一些时间。有些中药浸泡时间过长，确实会降低中药的药效。就像泡茶一样，茶叶在冷水中泡久了，再用热水泡，一般味道就不对了。不少药材浸泡后有效成分会部分溶于水而流失，导致药效降低。还有不少中药是粉末状的，有些药材在配药时要研碎，如果先用水洗一遍，必然会造成这些药物的损失。此外，有的药材在炮制过程中加入了蜜、醋、酒、胆汁等辅料，而这些辅料都易溶于水，这些药浸泡久了可能会减效甚至失效。一般情况下大多数中药冲洗干净就可以煎了，有特殊要求的中药，要按要求处理，保证药效。

⑳⓶ 煎好的中药需要放在冰箱保存吗？

煎好的中药类似于饮料或煲好的汤，当然要妥善保存。只要是入口的东西都要妥善保存，就像鸡蛋、肉、鱼一样。一般情况下，当日就服用完的中药，只要不是在夏天，就不用放冰箱保存。煎制好的中药要隔日或更长时间服用的，建议放冰箱冷藏保存。煎好的中药放的时间太长就不能吃了，容易变质，影响药物效果，不但没有治疗效果可能还会有副作用。如果发现有絮状物或是口味改变，就不要再继续服用。

⑳⓷ 煎好的真空包装的中药有保质期吗？

放在冰箱冷藏的食物不能放很久，那么煎好的中药也一样，是有保质期的。代煎的中药包装在真空包装袋内，放在冰箱冷藏，最长可保存15～30天，最好在半个月内服用完。服用前将中药袋放温水中泡几分钟，以防寒凉伤胃。同样，如果发现有絮状物或是口味改变，就不要再服用了。

⑳⓸ 中药是空腹吃还是饭后吃较好？

治疗肠癌的中草药大多具有健脾、益气、通腑、行气之功，对健康的胃刺激不大，饭前、饭后服用均可。患者可根据自己服药后的反应调整服药时间。如果中药口感不太好，或服后产生恶心、呃逆等不愉快的感觉，建议饭后服用。如果饭后服，尽量避免饱食后很快服药，因为此时胃还没有排空，服药可能会发生呕吐，可选择饭后半小时至一小时左右服药。服药时间可能会影响药物疗效，因此，尽量听取开药物处方医生的意见。所谓"解铃还需系铃人"，开处方医生最有发言权。

⑳ 吃中药时萝卜、绿豆能不能吃？还有啥忌口的？

多数人认为服中药同时吃萝卜、绿豆，可能会降低中药疗效，其实不能一概而论。忌口的主要原因是，有些食物本身就是中药，可能会与中药的治疗作用发生冲突，导致治疗失败；吃中药期间饮食要清淡，减少食物对人体的影响。服中药期间要注意的食物主要有：① 辛辣刺激的食物，常见的有葱、姜、蒜、辣椒、胡椒、芥末、茴香、八角等。② 发物：常见的有荠菜、韭菜、竹笋、猪头肉、羊肉、狗肉等。③ 鱼腥类食物：主要有带鱼、螃蟹等海鲜类为主。④ 油腻、生冷的食物：如油炸食物、生鱼片、冰激凌等尽量不吃。这些食物往往吃几口爽，但吃多了本身就对身体不好，吃药治病期间更应注意。另外，有一部分食物吃了会降低药效，如浓茶、咖啡、碳酸饮料、豆类等，这些也要少吃。但是保证营养是关键，有些食物少吃但不是绝对不吃，忌口成闭口，得不偿失。

⑳ 平时爱喝茶、咖啡，会影响中药效果吗？

吃中药期间有很多患者会对医生说，烟酒对身体有害，我能禁，但茶或咖啡对身体无害，我喝了多年，实在停不下来。茶叶本身也是一味中药，每味中药本身都是成分十分复杂的大复方，中药之间的相互作用就更加复杂，目前仍有许多未知数。已有的证据表明，茶叶中鞣质和咖啡中的咖啡因会影响中药的吸收，所以服用中药期间，建议不饮浓茶、不大量喝咖啡，但少量喝茶喝咖啡对中药的疗效影响不大。

207 中草药要吃多长时间？同一张处方可以一直吃着吗？

中医药治疗是肠癌患者治疗环节中的重要一环，中草药吃多长时间，取决于肠癌的治疗效果和患者的身体状态，这是一个动态的过程，"刻舟求剑"不可取。多数肠癌患者患病期间或多或少会存在一些不适，中草药对于改善患者身体不适状态有一定的作用，大多数情况下中药可以长期服用。如果因为中医大咖的号很难预约，看一次就多吃一段时间，甚至一直吃，

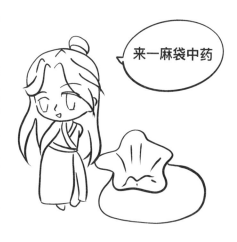

来一麻袋中药

这种做法不可取。中医处方是医生根据患者就诊时的症状、体征、舌质、舌苔、脉象等情况拟定的，处方一定是根据病情变化在不断调整的，以不变应万变不符合中医处方用药原则。就像买了件名牌短袖衬衫，夏天穿行，冬天了你还穿就不行了。所以一张方子一直吃还不如不吃。

part 10

饮 食 篇

药食同源：
同宗同源润物无声

张先生爱人得了结肠癌，刀开好了，化疗也做好了，看别人都去吃中药，她也去开了中药吃。她将中药领回家后，准备煎中药，习惯性地对中药做清洁处理，但仔细观察后发现，好多中药就是平时吃到的食物，比如菊花、山药、米仁、大枣等，平常菜市场或超市都能买得到。她想这就不用去医院了，自己买点吃吃算了，岂不更加方便？她和老公商量了一下，老公也有疑问，药物和食物是一个东西，但真是一样吗？这些东西真能当药吃吗？怎么吃，吃多少？因为经历过张悟本"将吃出来的病吃回去"的教训，他们还是心里没谱，只好求助于医生。

⑳ 某些中药与超市里的食物同名，它们是同一个东西吗？

山药、米仁、大枣等这些中药，在超市也能购到，名称相同或相近，外观差别不大，但终究不能相互等同。这些食材和中药材相比，共同之处在于原材料都是一样，这一点从名称就能看出来。而不同之处在

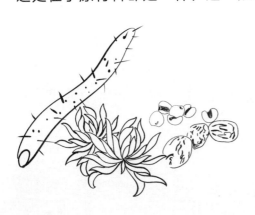

于作为药材时，它们的内在成分发生了变化，作用也随之改变，就跟冰和水一样，本质上都是水，温度降到零度以下后，柔软的水就变成了坚硬的冰，用途也不一样了。那么能成为中药材的植物，也是需要经过特殊复杂的炮制技艺来进行加工，以提升它的药用功效，降低

它的毒副作用，还能延长它的存放时间。而超市能买到的山药、米仁、大枣只要洗干净了就可以直接售卖，并没有经过特别加工，它们和中医药材相比，在含水量、存放时间和治疗效果上面就有很大差异。如果以食材代替药材，治疗效果可能会不一样。

⑳ 干姜、陈皮、菊花等家里就有，熬药时多放些进去可以吗？

中草药处方是医生对患者各自特点进行缜密审核考量后拟定的，往往是对古代某方的加减，看似随意，实则奥妙无穷。药物品种、剂量甚至药物的产地等，都会影响疗效。好比炒菜时放盐一样，咸淡合适吃起来才更可口，如果随意加盐，咸了或淡了，菜都会难吃。那么作为药方，如果随意更改品种、剂量，煎出来的药液的成分也会发生改变，用在患者身上会产生什么样的作用就不好说了。因此，不可以在煎熬时随意将超市里购来的同名食材添加进去。"真理向前迈一步就可能变成谬论"，煎药时随意添加食材，药物就可能失效，甚至变得有害。

⑩ 都说肠癌是吃出来的，是不是多吃这些又是药又是菜的食物就能把肠癌"吃掉"？

肠癌的发生是遗传因素与环境因素长时间综合作用的结果，与不健康的饮食有很大的关系，但食物在肠癌发生过程中的作用不可被过分夸大，如果食物起决定性作用的话，那离人类征服肠癌就不远了。目前，通过改善膳食结构能对肠癌预防有一定的作用，但想通过进食消除肠癌还只是梦想，所谓杯水车薪。相反，过度食用具有一定药用价值的食物，可能还会产生副作用。防治肠癌不能想当然，要到医院找专业的医生进行诊治。

⑪ 可用于肠癌的药食同源物有哪些？

食物最大的特点是安全、易获取，药物的基本要求是安全、有效。在肠癌防治领域，具有安全、有效、易获取三方面特征的中药材主要有山药、米仁、白扁豆、百合、龙眼、肉桂、火麻仁、乌梅、茴香、麦芽、山楂、枸杞子、生姜、大枣、花椒、陈皮、黑芝麻、槐花、莱菔子、赤小豆、蜂蜜、菊花等。这些中药材人们在日常生活中经常使用，甚至不认为它们是药物，但它们能改善、改变肠癌时出现的某些症状或体征，医生用它们来防治肠癌时它们就成了药材。所处位置不同，身份不同，承担的职责不一样，好比同一个人，在单位工作时是领导，可对下属发号施令，但回到家里不过是父母的儿子，要接受父母的训话。

212 具有药用价值的食物，吃多了也会有副作用吗？

药食同源之物既然有治病的药理作用，如果过多食用，其药理作用可能会表现得比较突出，相当于出现副作用。中医有"气有余便是火"，意思是补气太过，会表现为"上火"，某些人吃了人参会流鼻血就是例证。比如，山楂具有帮助胃肠消化、辅助脾胃之气的作用，可以用来增进食欲。山楂当做食物来吃也很可口。但是中医认为山楂是一种只消不补的药材，长期大量食用容易导致营养不良、贫血等，我们平时买的山楂还含有大量的糖分，吃多了容易引起血糖升高，食欲下降。成分单一的水喝过量还会发生"水中毒"，更何况这些药食同源的食物。

213 具有药用价值的食物，所有肠癌患者都能用吗？

中医治病讲究辨证论治，比如有的肠癌患者经常拉肚子，可能是由于脾胃虚弱所导致，那么使用金银花等寒凉药的话，会加重患者拉肚子的情况。再比如龙眼，属于偏温补的中药材，多吃容易导致肚子胀、便秘，阴虚火旺的患者吃多了龙眼，还会引起牙龈红肿、口腔溃疡、咽干、咽痛等"上火"的情况。还有比如人参，我们总认为肠癌术后的患者体质虚弱，需要好好补一补，但是人参吃多了也会导致高血压、头晕、失眠、腹泻等，对于合并有高血压、便秘的肠癌患者，用人参滋补身体就要仔细考虑了，避免好心办坏事。长时间应用这些食材，其药物特性也可能会慢慢出现，所谓"润物细无声"，如果出现了身体不适，不妨咨询有经验的中医医生，获取其指导意见，避免因这些食物而影响健康。

鸡（机）不可食（失）：

营养无好坏，均衡是关键

李阿姨刚做完肠癌手术1周，手术后恢复顺利，肠子恢复排便排气了，医生说可以吃点半流质。李阿姨家人很是孝顺，从乡下买了一只老母鸡，精心煲汤，送给老人补身体。李阿姨心里乐开了花，刚要享用，突然停了下来，想起曾经听到的"经验"，生癌的人不能吃鸡，鸡是发物，吃了肿瘤会复发，但又将信将疑，只好问医生。

㉑ 听说肠癌手术后不能吃鸡，是真的吗？

在物质相对紧缺的年代，鸡被认为是上等补品，往往优先给患者、体弱者享用，民间一直有用鸡补虚的习俗。肠癌术后，被视为"伤了元气"，需进补，当然会想到鸡。从营养角度来讲，鸡肉的蛋白质、脂肪含量丰富，是促进手术后患者恢复的佳品。但由于肠道手术不仅牵涉到肠管，还会对肠管周边的淋巴结进行清扫，肠道的愈合及淋巴管的闭合都需要一定时间。术后短时间里，肠道的吻合口及淋巴管尚未长结实，此时吃鸡、喝鸡汤等油腻的食物，可能会加重肠道负担，影响淋巴管闭合，因此这时不宜吃鸡。就像是新铺的水泥路，水泥未结牢之前不能踩踏一样。术后1周左右，有排气排便了，进食半流质没有

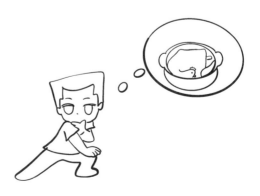

肚子胀、肚子痛的情况下，就可以进食包括鸡在内的高蛋白质、高脂肪类营养丰富的食物了，但仍要遵循"循序渐进"原则，给机体一个适应的过程。

㉕ 手术后哪些东西不能吃？

做一场肠癌手术，患者需经历术前肠道准备、术中切除部分肠管、术后肠功能慢慢恢复的过程，相当于人体被大扫荡了一次，难以很快恢复平静。因此，术后进食必须考虑到肠道的"痛苦"，尽可能不要给消化道再添乱。建议患者排气后再开始进食少量清淡流质饮食；2 ～ 3 天后如果没有腹痛、腹胀等不适，且有排便，再调整为普通流质饮食；1 周后如果顺利拔除腹腔引流管，且进食普通流质无障碍的情况下，可再改为半流质饮食；10 ～ 14 天后恢复良好的情况下，再改为软食，最后过渡到普通饮食。因此，手术后让患者清淡流质饮食，油腻、辛辣刺激食物不要吃，粗糙、坚硬、带刺的食物不吃为宜。进食是肠癌治疗的一部分，尤其是术后一段时间内，需遵医嘱进食。

㉖ 手术后要不要忌口？

忌口的意思，就是哪些东西暂时不能吃，或者吃了之后会影响身体恢复。对于刚刚做完肠癌手术的患者，进食是治疗的一部分，因此需要忌口。以高蛋白质食物如鱼、鸡蛋等营养丰富、易消化吸收的食品为主，但是要注意少油。只要患者对虾、乳制品不过敏，虾肉、乳制品都是不错的选择。建议大家不妨将肠癌术后的患者的消化道当成婴幼儿消化道来对待、呵护。

㉗ 什么是发物？

发物，是指有营养，但具有刺激性，特别容易诱发某些疾病尤其是旧疾，或加重已发疾病的食物。发物其实是一个相对概念，每个人体质不同，病情不同，对他而言发物也不同。比如说，对海鲜、虾蟹等水产品过敏的人，可以认为这些过敏原是他的发物。比如肠梗阻的患者，是需要禁食的，那所有的食物对他来说，都是发物。一般情况下辛辣刺激、荤腥膻膜的食物称之为发物，因为它们可能引起患者不舒服或加重病情的概率比较高。对于肠癌患者而言，加重肠道负担、可能具有致癌风险的食物可视为发物。

218 哪些食物属于发物？

发物并没有固定的品种，从防治肠癌的角度来讲，可能导致肠癌的食物、对肠癌治疗不利的食物可列为发物。① 比较公认的可能引起肠癌的食物，主要有酒、红肉、烧烤、咸肉、腊肉、火腿等。② 容易引起全身或消化道不适的食物，主要有海鲜、辛辣之品。③ 因处置保存不当，产生有害物质的食物，主要有隔夜菜、霉变腐败食物。④ 刺激性强的食物，主要有太烫或太冷、太咸、太苦的食物。总之，发物是一个相对模糊的概念，不是发物的东西处置不当也会变成发物，而且因人而异。

219 吃哪些东西能让手术患者早日恢复元气？

民间普遍认为，手术会让患者伤元气，因此，术后需要补元气。元气具体指什么，没人能说得清楚。因为元气是一个哲学术语，中医用它来指人的精神、精气。由于手术及疾病的打击，术后患者大多精神不太好，因此，被认定为伤了元气，恢复元气就是要恢复患者的精神状态。一方面需要通过食物来补充患者术后的营养需求，这是患者元气的物质基础。营养无好坏，均衡是关键，因此，可遵循缺什么补什么的原则，将缺乏的东西补充到不缺了，元气就恢复了，好比口渴了就喝水一样。术后可根据患者恢复的情况改善其营养状态，以清淡、营养、易消化、易吸收、少刺激为原则。蛋白质、脂肪、糖类（淀粉）、维生素、纤维素、电解质、微量元素等人体需要的营养素都要补充。另一方面，物质基础有了以后，要在精神上给患者以鼓励，振奋其精神也是恢复元气的重要举措。精神萎靡之人类似于行尸走肉，元气不可能恢复。

㉒⓪ 吃什么东西能防止肠癌复发、转移？

肠癌复发转移是困扰医生和患者的难题，也正是肠癌的可怕之处。由于肠癌发生的确切原因还没完全弄清楚，只知道肠癌的发生是遗传因素与环境因素长期综合作用的结果。得过肠癌的人，再得肠癌的风险较高，要有效防止肠癌复发转移，首先要做的是规范治疗，力争将已有的癌"清零"；其次是要定期随访，尽早发现肠癌复发转移的苗头，并将其清除在萌芽状态；最后是培养健康的生活方式，包括健康饮食、适当锻炼、调整心态等。与其期盼通过吃什么东西防止肠癌复发转移，还不如积极应对，降低肠癌风险，将命运掌握在自己的手里。

㉒① 胃口不好什么也不想吃，怎样能开胃口？

肠癌患者无论是住院治疗期间还是出院后，都可能会出现不想吃东西的现象，俗称"胃口不好"，为了能让患者吃得多些，家属习惯在"开胃口"上下功夫。其实，关键还是要弄清导致胃口不好的原因，所谓"牵牛要牵牛鼻子"。手术、药物、环境、精神状态等都可能影响进食。可根据患者既往的嗜好选择食物品种，投其所好。中医有"胃以喜为补"的理论，意思是吃喜欢吃的食物就是养胃补胃，就能补充人体需要的物质。可告诉患者，进食是治疗的一部分，不好好吃东西，会影响疗效，不想吃东西时可把饭当药吃，尽量将身体需要的东西吃进去。不过医生说的"吃饭"，并不专指吃米饭，而是一切食物的统称。从营养学角度来说，营养无好坏，吃进去待消化吸收后，就能补充营养。靠药物开胃口，作用有限。

part 11

心理篇

杞人忧天：

庸人自扰，自作自受

林阿姨上个月刚刚确诊了肠癌，自从住进医院起，每天都愁眉苦脸，见到医生就问："医生啊，我这病严不严重啊？我会不会死啊？我能活多久啊？"说到激动时还会掉眼泪。虽然医生耐心地向她解释了肠癌的整个发展过程，但林阿姨仍旧整日唉声叹气，"小医生"的回答她不相信，家人的宽慰她表示怀疑。林阿姨的女儿告诉医生，阿姨年轻的时候由于家庭原因，心情一直不好，遇到些不开心的事就一个人偷偷抹眼泪，真担心她这样的心态会影响后续治疗效果。医生告知林阿姨及家人，所谓"身心健康"，包括身体和心理两方面，而且会相互影响，心理状态不健康既会引起疾病，又会干扰疾病的治疗。"调整心态"在肠癌治疗过程中有重要意义，甚至会影响疗效。

222 心情好坏会影响肠癌治疗吗？

中国从古至今都很重视情绪与健康的关系，积累了丰富的生活智慧，"一日三笑人生难老，一日三恼不老也老""想要健康快活，学会自己找乐"，就指明了心情对健康的重要性。肠癌的系列治疗需要患者与家属、医生配合，共同完成。焦虑、忧思的心情，会让患者及家属对肠癌的治疗产生很大的疑惑和不信任，在手术、放疗、化疗等治疗方式的选择上犹豫不决，导致病情延误。

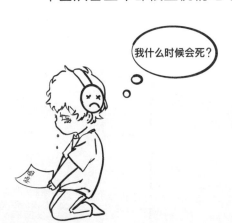

此外，保持一个好的心态，本身对疾病就有一定的自愈作用。其科学依据来源于我们大脑自身的工作原理。当我们心态明朗时，人体会处于一个积极的状态，血液循环加速，代谢变快，细胞生长速度增加，多巴胺等激素增加，在整个治疗过程中都会起着积极的作用。世界卫生组织认为，肿瘤是一种社会心理性疾病，其中最常见的心理状态是焦虑和抑郁，心态会影响肠癌患者的生存质量。

223 肠癌患者容易产生哪些心理变化？

心理学家发现，癌症患者往往会在不同阶段，产生不同的负面心理反应。

诊断之初：肿瘤患者焦虑、抑郁、恐惧和绝望。食欲、睡眠、行为异常，部分有自杀的念头。随之疑心加重，夸大身体的变化或过分警觉，行为变得幼稚，自尊心增强，渴望得到关怀照顾。

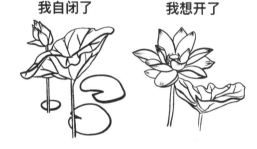

治疗康复阶段：患者对治疗缺乏信心，如回避手术或寻求其他解决方法，担心肠癌不能治愈。

复发阶段：与初诊阶段的负面心态类似，而且更加严重，对治疗措施的信任感明显降低，希望寻求其他非医学的治疗方法。

总之，肠癌患者的心理变化，恰似"六月的云，少女的心"，变化多端。

224 听说现在肠癌的治疗效果好，可以不把肠癌当回事吗？

目前肠癌死亡率为全球癌症死亡的第2位，整体五年生存率约为50%，即一半左右的肠癌患者能活过5年。随着医疗水平的不断提升，肠癌整体的疗效还在不断提高，早期、规范诊治者疗效更好，彻底治愈肠癌已成为可能。治疗效果虽好，但仍有将近一半的肠癌患者活不过头5年，因此，完全不把肠癌当回事是危险的，即使是早期肠癌或生存已超过5年的患者，仍有复发、转移可能，毕竟是癌，恶性肿瘤目前仍未被人类征服，"治愈"可能只是暂时的。正所谓"老虎扮和尚——人面兽心"，若发起威来，就不再是"病猫"了。

㉕ 亲友得了肠癌后好像变了一个人，家属该如何对待？

患肠癌，对任何人来讲都是可称得上是飞来的横祸，患者将面临肉体、精神、经济等方面的多种挑战。在重要功能丧失、生活质量下降，甚至死亡面前，不是每个人都能做到"泰山压顶不弯腰"。心态、精神状态、生活习性、行为举止等，都会发生变化，有些人会像变了一个人似的。作为肠癌患者的亲友，首先要对这些变化表示"理解"，其次要做到一如既往地关心，无论是言语上还是在行动上，亲人的理解和一如既往的关心，是对患者最有力的支持。过分地关心、关爱，反而会让患者丧失信心。

㉖ 生了肠癌，对患者是隐瞒还是如实相告较好？

肠癌确诊后，许多家属出于"保护"患者的目的，想对患者隐瞒真相，理由是担心患者承受不了"打击"。但往往事与愿违，患者往往能从家属的言行中，从诊断、治疗过程中判断出真相，因为纸包不住火。有时患者虽已知道患肠癌，出于对家属良苦用心的尊重，仍假装成什么也不知道。"不是肠癌"而按肠癌进行治疗，无论是医护人员、患者家属，还是患者本人都很累，因为大家都不是演员，而要将戏演下去，当然累。人类积累了丰富的应对癌症的经验，其实，癌症患者大多比家属想像的要坚强得多，获知患癌真相后，大多数人能正确面对，而且会更加积极配合治疗。所以，对肠癌患者没必要刻意隐瞒病情，只是在告知病情时，要注意方法。

㉗ 亲友患了肠癌，该何时探视为好？

去探视患肠癌亲友是人之常情，也是展现亲情、友情的重要举措。探视时间的选择上，要注意几点：① 不宜在肠癌未确诊之前去探视，此阶段患者为弄清诊断，往往会比较忙，此时去探视，只会添乱。② 手术当天不宜探视。此时患者集中精力应对手术，没心情、没精力、没时间接受探视。③ 患者接受密集治疗的时候也不宜探视。此时患者要接受治疗，可能会出现一些不良反应，使患者显得疲惫甚至有点狼狈，患者"无地自容"，自然不欢迎探视；否则，探视成为偷窥。探视时间选择在患者病情稳定、精力充沛、心情愉悦的时候较为合适。

228 探望肠癌亲友，该说些什么？有什么禁忌吗？

看望肠癌患者应该说什么因人因时因病程而异，一般可从以下两方面去谈：① 转移注意力，不把他当作病人，可以和他唠唠家常，谈谈工作、生活上的高兴事、新鲜事。让患者认为得病与不得病并没有很大区别，从而对战胜疾病更有信心。② 激发情感共鸣，围绕其兴趣爱好去谈。"良言一句三冬暖"，每个人都有兴趣爱好，兴趣爱好是保持一个人心态的重要条件。探视肠癌患者时，一般不要直接谈病情，这是患者的痛点，反复触及会更痛。不要聊可能引起患者情绪出现较大波动的话题，如伤心之事、反感之事。不要说不吉利的话、讲后果不好的案例，避免让患者对号入座。

229 与肠癌患者共事，要注意些什么吗？

肠癌患者重返工作岗位，说明基本战胜了肠癌，但由于得过肠癌，可能在性格、行为、习惯等方面发生了不少变化，或有些与众不同，同他们共事，还是要注意一些问题。首先，要用平常心对待他们，切忌用异样的眼光看待他们。患肠癌的经历使他们有着钢铁外表与玻璃内心，渴望成为正常人，自然希望被看成是正常人而不再是病人。其次，肠癌患者因为病情等原因，身体状况可能较普通人差，应让其工作轻松点，压力小一点。另外，避免触及与肠癌、生病相关的话题，更不要过分关心其身体、议论其疾病。某种意义上讲，患肠癌是其个人隐私，自然不愿与人分享。

part 12

生活篇

这个可以有：

顺其自然，
不要想当然

小李，自国内名校毕业后留学海外，获博士学位后归国，成家、立业，现已成为单位"顶梁柱"。不幸的是年过而立就生了肠癌，手术后恢复得很快，即使是化疗间歇期，身体也无大碍，自觉与手术前没什么两样，总想着回归正常生活，全身心投入到工作中，甚至想趁年轻要个二胎。但他的家人顾虑重重，他自己也因为头顶肠癌"光环"，难免有些忐忑。小李就是否上班、是否能正常生活等问题，与肠癌领域的专家进行了探讨。

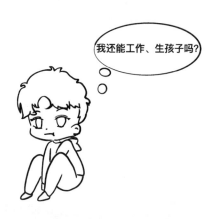

我还能工作、生孩子吗？

㉚ 肠癌患者化疗期间能上班吗？

化疗期间能否上班，主要取决于患者工作的性质和化疗方案及化疗反应。肠癌的化疗，一般采用2周或3周方案，即每隔14天或者21天就要化疗一次，如果患者工作的性质时限性很强，即所谓"一个萝卜一个坑"，不可轻易或缺、替代，而化疗也是时限性很强的治疗，工作和化疗，容易发生不可调和的矛盾，两者不可兼顾，需要二选一，这样的话，还是要以身体为重，暂时病休为佳。化疗还可能出现恶心、呕吐、乏力、手足红斑、面色变黑等不良反应，而且可能会持续一段时间，如果患者的工作要求做到全神贯注，不能容许半点闪失，否则会造成严重后果，那就不宜勉为其难。如果属于自由职业者或工作很轻闲，那当然不必脱离工作岗位。

㉛ 肠癌患者能过夫妻生活吗？

夫妻生活是生活的重要组成部分，所谓"食色性也"。在肠癌的治疗期间，由于癌症本身对机体的影响，加上手术、放疗、化疗等治疗手段带来的打击，患者在精力、营养方面消耗较大，此时患者体质虚弱，应该把更多的精力放在肠癌治疗上，最好暂时停止性生活。

肠癌患者经过治疗恢复良好之后，可以和正常人一样过夫妻生活，只是应该注意夫妻生活的频率，不要过于频繁，以免损伤身体，以性生活后不感到疲乏为宜。极少数患者因为手术导致盆底神经损伤，影响到夫妻生活质量，这种情况可以通过医生指导下的中医药治疗或是其他理疗方法，改善夫妻生活质量。

㉜ 肠癌患者还能生儿育女吗？

生儿育女无论是对家庭、对社会都不是件小事，而是一件事关下一代身心健康、社会和谐稳定的大事。首先，要区分是肠癌患者还是得过肠癌但已经治愈的人。如果当前还是一个肠癌患者，生儿育女风险很大，尤其是女性，患癌怀孕，无异于抱薪救火。其次，如果肠癌已经治愈，有必要明确自己得的

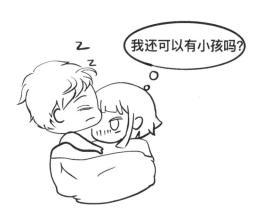

我还可以有小孩吗？

是否为遗传性肠癌，可通过基因检测做出判断。所以，肠癌患者如果有生儿育女的准备，需要做好一些额外的“备孕”工作，最好到专科医院、生殖中心进行评估、筛查，接受“备孕”指导，切不可先“生米煮成熟饭”，夹生饭可不好吃。

(233) 生了肠癌，身体还可以，还能上班吗？

从治疗学角度可将肠癌分为三个阶段，患癌阶段、无癌观察阶段、肠癌治愈阶段。患癌阶段，重心肯定是要放在肠癌的治疗上。如果治病和工作之间发生了冲突，还是需要暂时放下工作，将重心放在肠癌治疗方面，不可“捡了芝麻丢了西瓜”。如果是患过肠癌，但已经治愈，重返工作岗位无疑是正确的选择。重新回归社会，有助于走出“癌症阴影”。无癌观察阶段就是肠癌已接受规范治疗，但仍无法判断肠癌是否已经治愈。此阶段仍要接受严密观察，工作和疾病观察可能会有冲突，孰轻孰重，需要自己权衡。

(234) 肠癌患者还能做体力工作吗？

体力工作也是工作，与脑力劳动相比，肢体的肌肉活动比较多，甚至容易疲劳，肠癌患者能否从事体力工作，主要取决于肠癌患者所处的治疗阶段、患者的体能状态及工作的劳动强度。体力工作，从某些方面来看类似于体育锻炼，对人体的健康是有益的，关键是把握好度。以“自己不感觉得很疲劳”为度。如果体力劳动太繁重，会有损于健康，显然就不合适。总之，并不是不能从事体力工作，但最好量力而行。

(235) 肠癌患者和普通人在日常生活中有哪些差别？

俗话说，“人比人，急死人”，说明人与人之间的差别是客观存在的事实，肠癌患者与普通人之间，无论在身体上还是在心理上，都有一定的差异。差异表现在：① 体能方面。肠癌患者可能经历了手术、化疗、放疗、免疫治疗等几方面的“轮番轰炸”，体能下降是难免的。② 生活方式。由于肠癌的"洗礼"，患者固有的生活习惯可能会发生剧变，甚至于常人看来不可理喻，如吃东西十分考究。③ 心理层面。"肠癌"会在心理上给人蒙上阴影，让人变得脆弱、多疑、敏感、固执，甚至心理崩溃。肠癌带给人的变化是多方面的。

236 肠癌患者能出去旅游吗？

在肠癌治疗的稳定期，如果自我感觉精力充沛，在不耽误后续治疗的前提下，旅游是有益于患者放松心情的，对康复具有正面作用。当然，并不是所有肠癌患者都适合出去旅游。一是刚做完手术3个月内的患者，此时病情还不稳定，外出旅游容易造成意外。二是处于放化疗阶段的，这时人体的造血功能和免疫系统也相对较差，较远的旅途对身体来说是很大的负担。如果选择外出旅游，可以从轻松的短途旅游开始，一切的前提是不影响自己的后续治疗和复查。至于晚期肠癌患者，如果伴有癌痛、乏力等不适，旅游可能反而对身体和精神造成负担，还是应该优先积极治疗肠癌，改善目前的生活质量。不能让旅途成了人生"归途"。

237 肠癌患者出去旅游要注意什么？

首先是出游时机，要选"吉日良辰"。如选择在适宜的季节出行，避免过冷过热，避开出游高峰期密集人群。避开治疗、随访等重要时间节点。

其次是出行方式的选择。如果路途较远，建议在咨询医生后选用途中时间较短，较为舒适的交通工具，比如高铁。乘汽车、自驾游相对更消耗体力，舒适度也差一些。乘坐飞机会由于气压、湿度等与地面上差别较大，可能引起患者不适，建议提前向航空公司告知身体情况以应对意外。

最后是旅游目的地和项目的选择。就肠癌患者而言，旅游主要以"舒适、安全"为主。建议选择风景宜人、山清水秀的人文自然景观。不建议参加惊险刺激的项目。旅游是去放松，但不可放纵。

part 13

保养篇

长（肠）寿之道：
后天之本生命之源

现年70岁的老王3个月前体检查出了肠癌，后在医院做了升结肠癌微创手术。幸运的是，医生告诉他虽然是癌症，但是属于早期，不需要做化疗，只要定期"随访"就可以了。老王虽然很开心，但毕竟戴上了"肠癌"帽子，认为做了手术伤了元气，会影响寿命，而他又因害怕肠癌复发，于是想为自己的肠道做保养。为了长寿，他梳理了不少问题，想从医生那里找到答案。

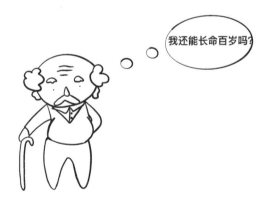

我还能长命百岁吗？

㉓⃝ 患肠癌了，还有机会长寿吗？

寿命的长短，与人的遗传、疾病、生活习惯、经济及精神状态等个人因素和社会、环境等外界因素都有密切关系，疾病只是多种因素之一。肠癌整体五年生存率在50%左右，早期肠癌的五年生存率超过90%，因此大部分肠癌患者都可以安享天年。因为得过肠癌，患者会更加关注健康，会自觉改掉一些不良习惯，选择健康的生活方式，定期到医院检查，这些举措有利于患者健康，能降低患病风险，间接延长患者寿命，正所谓"塞翁失马，焉知非福"。生了肠癌只要积极、正确地进行治疗，长寿并非不可能。

㉓⑨ 肠癌开刀切了好长一段肠子，会影响寿命吗？

人体的肠子分为大肠和小肠。成人的小肠长约5 m，大肠长约1.5 m。肠癌手术时，医生会切除一段肠子，为了能将肠癌切干净，不会只切长了癌的那一小段肠子，而是要将长了癌的肠子的两端各切一段，有时因考虑到血管因素，切除范围还会适当延长，切除的长度大多在10～30 cm之间，给人以"好长一段"的感觉，但其实相对于肠子的总长度，只不过是一小部分，对肠子的功能影响有限，更不会影响人的寿命。肠子的长度与物种的食物关系密切，草食类动物的肠子相对较长，大家熟悉的"羊肠小道"就告诉了人们这样一个知识点，羊的肠子较长。寿命的长短与肠子的长度无关，而与性成熟的时间有关。切除一段肠子，几乎不会影响寿命。

㉔⓪ 肠癌开完刀消化不好是正常现象吗？

消化即指消化食物，消化功能由消化系统承担，消化系统是一个庞大的家族，由牙、食管、胃、小肠、大肠、肝、胆、胰腺等组成，分工明确，配合默契，环环相扣，任何一个环节出故障，都可能会表现为"消化不好"。肠癌开刀，切除了一段肠子，虽然对人体的整体影响不大，但多少会有些影响，尤其是手术后较短的一段时间内。好比一个人刚到一个陌生环境，会出现水土不服一样，手术后出现胃口差、腹胀、排大便不规律等属于"不适应"。经过一段时间的适应后，基本能恢复到手术前的状态。适应期的长短因人而异，一般在3个月到6个月。

㉔① 肠道健康很重要，怎样才算肠道健康？

肠道的主要功能是消化食物，排出消化后的废物，为人体源源不断地提供各种营养，满足人体的需要，地位相当于"后勤保障"部门，不可或缺。判断肠道是否健康的基本标准是能否履行"后勤保障"职责，能履职，不添乱，就算及格。就好像对一个人的考核可分为"优秀""良好""合格""不合格"等几个等级一样，健康也只是相对的。肠道健康，主要从"进食""消化""排便"等三方面来考量，三方面都正常可认定为"健康"，三方面都不正常可认定为"不健康"，介于二者之间可认定为"基本健康"。

大肠能做保养吗？如何保养？

经常护肤的女士会知道，皮肤保养除了使用各种护肤品外，更重要的是避免日晒、风吹、熬夜等伤害。肠道的保养也是这个原则。世界癌症研究基金会（WCRF）和美国癌症研究所（AICR）在2017年发布了一份总结报告指出：肥胖、低体力活动、不良饮食（如红肉和加工肉类、低纤维、低全谷物和低钙）、酒精会损害肠道健康，增加患肠癌的风险。肠癌是肠子最严重的疾病，降低肠癌风险是肠子保养的中心任务。可以说，大肠保养，一切应从防肠癌出发。

（1）吃多种水果蔬菜，至少一种全谷物。全谷物是指没有经过精细加工的能够保留谷物全营养的一类谷物，能增加大便体积、促进排便，缩短致癌物质停留在肠子的时间。

（2）减少红肉及加工肉类的摄入，不让"危险分子"有可乘之机。

（3）积极运动。每周运动时间增加5小时可减低8%患结肠癌的风险。

（4）戒烟戒酒。烟草、酒精饮料是国际癌症机构认定的对人体有明确致癌性的1类致癌物。抽烟、嗜酒绝对会危害肠道的健康。

哪些生活方式容易损伤大肠？

消化功能可概括为"吸收、排泄"四字，即将食物中人体需要的部分留下来，不需要的部分排出体外。在消化系统的分工中，大肠主要承担排泄功能，处于消化道的末端，可以说是干脏活、累活，而且只能顺从，缺乏选择权，因此，发生伤病的机会较多。容易对大肠造成损伤的生活方式主要有以下几种。

（1）饮食不节制：暴饮暴食，尤其是晚上"大吃大喝"，朋友聚会胡吃海喝，大碗喝酒大块吃肉……这些不良的饮食习惯在满足口腹之欲的同时，迫使胃肠道超负荷工作。

（2）饮食不规律：肠道在该工作的时候无食物可消化，该休息的时候又要加班加点，长期如此，怎能不受损伤。

（3）食物不干净：食物未经正确的清洁处理，就可能带有病菌、毒素、腐败物、重金属等。

（4）食物不健康：酒精、腌制、烧烤、久贮食物，本身就是致癌物或某些成分会演变为致癌物。

大肠不怕脏不怕累，就怕带鱼刺、骨头等硬而尖的异物，这类东西伤肠没商量。

定期清肠有利于肠道健康吗？

大肠的主要作用就是储存、排泄消化后的废弃物，以大便的形式排出体外。经过漫长的进化，大肠已能与大便和谐相处。因为大便集"废""菌""毒"于一身，与健康人体似乎不"和谐"，因此有人想将大便"除之而后快"，想定期将大便完全排出，起到清肠作用。其实，定期清肠，无异于"画蛇添足"。定期清肠会干扰大肠本身的生理功能，还会破坏肠道内的菌群平衡。因此，不推荐定期清肠。

245 辟谷对肠道健康有利吗？

辟谷是古代高道大医经常采用的一种修炼养生之术，意为不食五谷杂粮，实际上是改善饮食结构的一种方法。晋代葛洪的《抱朴子》记载，辟谷的方法可以分为服饵、服气、服石、服水，分别指的是服用对身体有益的药物、服药并配合呼吸吐纳锻炼、服用矿物质药物、服用酒类以辟谷。文献中记载，辟谷能够达到使身轻体健，延年益寿的目的。

长时间的辟谷，仅仅靠药物、酒类或者少量的食物是无法提供人体每天所需的能量及营养物质的，甚至有引起低血糖、低血压、营养不良等风险。辟谷需要严格把握好时间，适当配合呼吸吐纳的锻炼方法，只有在科学指导下进行的辟谷才可能有保健疗疾之功用。否则，辟谷虽有蹦极样的刺激，但方法不当的话就会变成跳楼样的悲剧。

246 粪便有毒吗？排得越干净越有益健康吗？

粪便是吃进去的食物经过消化道吸收其中的营养物质后，在肠道细菌的作用后形成的残渣，其中包含了肠道的细菌、肠道脱落坏死的细胞以及人体不能吸收的食物残渣。因此，粪便确实含有毒素或有害物。

在我们身边，含有毒素或有害物的东西多得很，如毒蛇，可能含有剧毒，咬人后处理不当可能会置人于死地。但很多毒蛇人类要予以保护，因为毒蛇是生态链中的重要一环，是不可替代的存在。粪便含有一些毒素及有害物质，人体会有规律地将其排出体外，但不是排得越干净越有益健康。"水至清则无鱼"，水无鱼与死水无异，并不是什么好事。